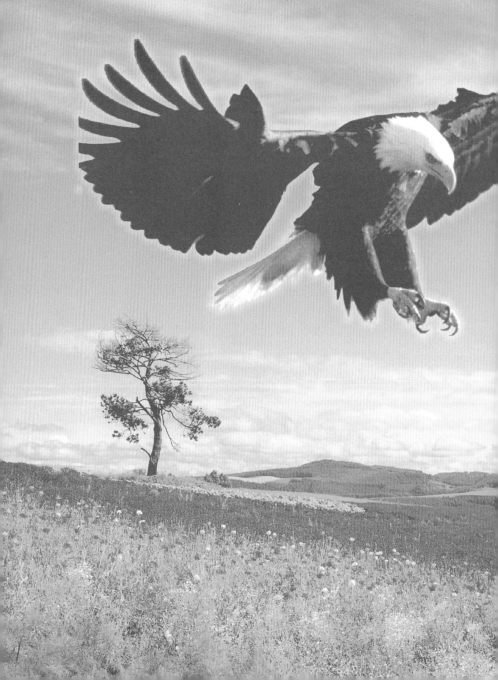

大展好書　好書大展
品嘗好書　冠群可期

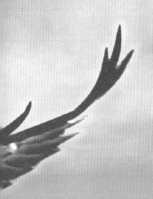

大展好書　好書大展

品嘗好書　冠群可期

休閒保健叢書41

拔罐
散寒絕招

附 VCD

王　穎
劉玉麗　主編
荊　秦

品冠文化出版社

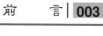

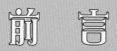

前　言

　　隨著人民生活水準的不斷提高，人們自我保健意識和能力的不斷增強，拔罐療法，這種既無不良副作用，又簡易可行的傳統的自然療法，備受人們的青睞和喜愛，越來越多的人自己動手，利用簡單的玻璃罐或真空罐治療疾病和養生保健。

　　拔罐療法不再是醫生的專利，它已深入千家萬戶，成為人們日常生活中不可缺少的一部分。自己或家人偶有不適，依法拔罐，即可罐到病除。另外，隨著社會的進步、科學技術的發展，人民對健康、防病、養生的觀念也不斷更新和提高。目前，防病保健、養生延年已成為人們生活中一種自覺的需求。

　　拔罐療法，是用罐狀器具採用燃火、濕熱、擠壓或直接抽取罐內空氣等法，造成罐內負壓吸附在病痛部或經穴的體表，透過罐內負壓、溫熱等作用產生治療效果，以達到防治疾病的目的。

　　拔罐療法能吸拔出經絡中的風寒濕邪氣，從而達到疏通經絡、祛除瘀滯、行氣活血、消腫止痛、拔毒泄熱、扶正祛邪的作用，具有調整人體的陰陽平衡、解除疲勞、增

強體質的功能，達到治癒疾病的目的。

廣泛用於內、外、婦、兒、皮膚、五官等各科病症。特別是寒氣較重的女性，在初春和秋末拔罐，獲得的效果更佳。正是基於這樣的理由，我們組織有關專家，編寫了《拔罐散寒絕招》。

本書系統介紹了有關拔罐的基本知識，包括拔罐常用工具和方法、拔罐注意事項等。重點介紹了拔罐能驅除人體的寒氣、緩解各種症狀，拔罐美容美體，拔罐治療常見病的方法，包括疲勞、睡眠不好、食慾不振、手足冰冷、大便不暢、感冒、慢性支氣管炎、慢性胃炎、膽囊炎、心律失常、高血壓、高血脂、肩周炎、頸椎病、腰痛等，對這些症狀和疾病的取穴、操作方法、治療時間、日常保健等進行了詳細的介紹。

配有光碟，光碟中介紹了拔罐療法的動態演示，包括走罐、閃罐、刺血拔罐的做法以及各種疾病的取穴定位、穴位圖示等。全書內容通俗、實用，可操作性強。

拔罐療法疏通經絡、驅散寒氣的作用特色與現代社會人群亞健康狀態難於治療實現了高度契合，剛好可以發揮拔罐療法的獨特優勢，願所有的人都能固護正氣，健康長壽。

編著者

目　錄

第一章　拔罐療法概述 ················· 9

拔罐部位選擇 ······················· 10

拔罐方法 ··························· 12

注意事項 ··························· 13

第二章　拔罐驅散寒氣 ················· 15

虛冷症 ··············· 16　　上火 ················ 44

疲勞 ················ 19　　中暑 ················ 46

睡眠不好 ············· 22　　上腹不適 ············ 49

暈車、暈船 ··········· 24　　腹瀉 ················ 52

聽力下降 ············· 26　　腹脹 ················ 54

食慾不振 ············· 28　　月經過多 ············ 56

麻將綜合徵 ··········· 31　　經期延長 ············ 59

空調綜合徵 ··········· 35　　經前期緊張綜合徵 ··· 62

電視綜合徵 ··········· 38　　視力減退 ············ 66

睡眠過多 ············· 40　　便秘 ················ 69

壓力過大 ············· 42

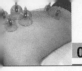

第三章　拔罐美容美體 …………………………………… 71

色斑 …………… 72

乳房癟小 ………… 75

皺紋多 …………… 78

黑眼圈、眼袋 ……… 81

皮膚粗糙 ………… 84

脫髮 …………… 87

白髮 …………… 90

腹部肥碩 ………… 93

青春痘 …………… 96

身體過瘦 ………… 98

美腿 …………… 100

纖腰 …………… 102

皮膚暗沉 ………… 105

妊娠紋 …………… 107

皸裂 …………… 109

口臭 …………… 111

口唇青紫 ………… 113

第四章　拔罐治療常見病 …………………………………… 115

感冒 …………… 116

慢性支氣管炎 ……… 119

支氣管哮喘 ……… 122

胃下垂 …………… 125

呃逆 …………… 128

胃、十二指腸潰瘍 … 131

慢性胃炎 ………… 133

冠心病 …………… 136

膽囊炎 …………… 138

痔瘡 …………… 141

陽痿 …………… 144

偏頭痛 …………… 146

神經衰弱 ………… 148

三叉神經痛 ……… 150

原發性高血壓 ……… 153

中風後遺症 ……… 156

面神經麻痺 ……… 159

遺精 …………… 162

慢性前列腺炎 ……… 165

更年期綜合徵 ……… 168

糖尿病 …………… 170

單純性肥胖徵 ……… 173

濕疹 …………… 176

痤瘡 …………… 179

小兒腹瀉 …………… 182

小兒遺尿 …………… 185

小兒營養不良 ……… 188

小兒厭食 …………… 191

第五章　拔罐緩解疼痛 ……………………………… 193

頭痛 ………………… 194

肩膀僵硬酸痛 ……… 197

腰痛 ………………… 200

頸椎病 ……………… 203

落枕 ………………… 206

肋間神經痛 ………… 209

生理痛 ……………… 211

足跟痛 ……………… 214

膝關節疼痛 ………… 216

麥粒腫 ……………… 219

踝關節扭傷 ………… 222

第一章

拔罐療法概述

拔罐療法，民間俗稱「拔火罐」，是用罐狀器具採用燃火、濕熱、擠壓或直接抽取罐內空氣等法，造成罐內負壓吸附在病痛部位或經穴的體表，透過罐內負壓、溫熱等作用產生治療效果，以達到防治疾病的目的。

此法能吸拔出經絡中的風寒濕邪氣，從而達到疏通經絡、祛除瘀滯、行氣活血、消腫止痛、拔毒瀉熱的作用。扶正祛邪，具有調整人體的陰陽平衡、解除疲勞、增強體質的功能，達到治癒疾病的目的。

廣泛用於內、外、婦、兒、皮膚、五官等各科病症。特別是寒氣較重的女性，在初春和秋末拔罐，效果更佳。拔罐法無痛無創，使用安全，便於推廣應用。

拔罐部位選擇

1. 可根據經脈循行規律的分佈區域在疾病相對應的體表尋找出病理反應部位或壓痛點。根據不同的症候選擇不同的穴位。

2. 臟腑病變多在相對應的背腰部出現病理反應點。「背腰三部區」可作為參考，其劃分與適應病症如下：

（1）肩背區：第7頸椎棘突下至第7胸椎棘突下的肩背部區域。用於治療心、肺及有關組織器官的病症，胸背部、頭面部病症，上肢疼痛、麻木

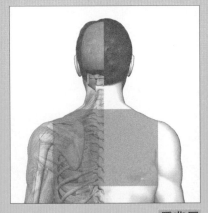

肩背區

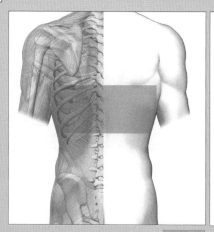
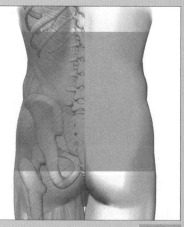

腰背區　　　　　　　　　　　　　　　　腰骶區

及活動障礙等。

（2）**腰背區**：第7胸椎棘突下至第1腰椎棘突下的背腰部區域。用於治療肝、膽、脾、胃、大腸、小腸、三焦及有關組織器官的病症，上腹部、背腰部病症。

（3）**腰骶區**：第1腰椎棘突下至長強穴的腰骶部區域。用於治療肝、腎、膀胱、大腸、小腸及有關組織器官的病症，並作為強身壯體的保健治療。

（4）可以按照西醫理論，尋找具體疾病的部位，根據與其聯繫的神經、淋巴走行，進行拔罐部位的選擇。例如，按神經分佈取穴治療坐骨神經痛，可沿下肢後外側坐骨神經走向拔罐。上肢疾患在頸椎及上胸椎兩旁拔罐，下肢疾患在腰椎兩旁拔罐。在軀體神經分佈的腧穴拔罐，以調節內臟功能，或按淋巴走向拔罐，也可按分泌腺的作用在相應部位拔罐等。

拔罐方法

1.火罐法

（1）**閃火法**：用鑷子夾持95％乙醇棉球點燃後，迅速伸入罐內中段繞一周後抽出，立即將罐按扣在治療部位上。

（2）**投火法**：將紙片捲成筒狀點燃後投入罐內，隨即將罐按扣在治療部位上，注意保護皮膚。

（3）**貼棉法**：用95％乙醇棉球一小塊貼在罐內壁中段，點燃後按扣在治療部位上。

根據不同的病症選擇適宜的方法拔罐：

（1）**坐罐**：將罐吸附在皮膚上不動，留置5～15分鐘。

（2）**閃罐**：用閃火法使罐吸著後，立即拔下，再吸再拔，反覆多次。

（3）**走罐**：先在施罐部位和罐口邊薄塗一層凡士林，等火罐吸住後，一手扶住罐體，用力向上、左、右、下慢慢來回推動幾次。

（4）**留針拔罐**：將毫針柄上纏裹乙醇棉球，刺入穴位留針，將棉球點燃後，用火罐罩緊，此法有留針、拔罐雙重作用。

（5）**刺血拔罐**：在痛處常規消毒後，先用梅花針叩打或用三棱針淺刺出血，再行拔罐，留置5～15分鐘，起罐後局部消毒。

（6）**起罐**：一手扶住罐體，一手指按壓罐口皮膚，使空氣進入，罐子即可脫落。

2.抽吸法

（1）先將瓶口處叩在穴位上，再用注射器從橡皮塞抽出瓶內空氣，或拉吸氣活塞抽出圓筒內空氣，罐具即可吸附於穴位。

（2）留置5～15分鐘後起罐。

3.藥（水）罐法（此法適用於寒濕痺痛）

（1）將中藥用紗布包好置於煮鍋內，加水煮沸（或不加中藥，僅添清水），將竹罐數個投入藥水（或水）中，同煮5～10分鐘。

（2）用鑷子夾罐底端取出（罐口朝下），甩盡罐中水珠。

（3）用折疊的濕冷毛巾緊捫罐口（降低溫度以避免燙傷）後，趁熱急速將罐叩按在治療部位上。

（4）留罐10～20分鐘後起罐，一次可拔多個罐子。

注意事項

（1）凡高熱、出血性疾病和皮膚有水腫處、破潰處、大血管處及孕婦的腹部、腰骶部均不宜拔罐。

（2）拔罐時應取適當體位，選擇肌肉豐厚的部位。

（3）根據部位選擇大小合適的火罐，並仔細檢查罐口邊緣是否光滑，有無裂痕，以防損傷皮膚或漏氣。

（4）注意拔罐時間不超過20分鐘，時間長了皮膚容易破損。

（5）上罐動作要穩、準、快，留罐過程要隨時檢查罐子吸著情況。

（6）拔罐結束，一手按住罐體周圍皮膚，一手抓住罐體向上慢拔，使空氣進入罐內，罐體內負壓消失，用手提起罐體即可與皮膚分離。同樣不可用力猛拔罐具。

（7）局部拔罐後起大水疱時，要用無菌注射器抽出疱內液體，再塗以龍膽紫，並用無菌紗布覆蓋。

（8）拔罐完畢後，宜飲一杯白開水，以利排毒。

（9）拔罐間隔時間應根據瘀斑消失情況和病情、體質而定。

（10）一般瘀斑消失快、急性病、體質強者，間隔時間宜短。

（11）可以洗完澡後拔罐，但是絕對不能在拔罐之後馬上洗澡。

（12）拔罐週期，慢性病、體質弱者，間隔時間宜長。通常間隔3～7天，7～10次為1個療程，若2個療程無效，應改用其他療法。

第二章

拔罐驅散寒氣

虛冷症

虛冷症是指冬季氣溫驟降，女性身體出現畏寒症狀，手腳冰涼，嚴重時腰部及下肢發冷，致使睡眠不好，精神不佳。據瞭解，約有25％的女性會有不同程度的冬季虛冷症狀。

女性經期、孕期和產褥期或患有貧血、胃腸疾病及久病體虛、節食、著裝少薄的女性，體內鐵攝入量少、體質較弱、缺乏耐寒鍛鍊以及血壓低、糖尿病、甲狀腺功能低下的女性，容易引起局部或全身的血液循環不良，導致手腳冰冷。

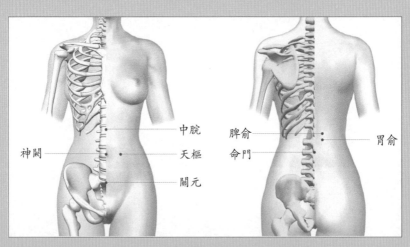

中脘

神闕　　　　　　　天樞

關元

脾俞　　　　　　胃俞

命門

【取穴】

脾俞：第 11 胸椎棘突下，旁開 1.5 寸。

胃俞：第 12 胸椎棘突下，旁開 1.5 寸。

命門：在腰部，當後正中線上，第 2 腰椎棘突下凹陷處。

中脘：在上腹部，前正中線上，當臍中上4寸。

關元：在下腹部，前正中線上，當臍中下3寸。

天樞：臍中旁開2寸。

神闕：在肚臍正中。

【操作方法】

仰臥位，選擇大小適中的真空罐或火罐拔中脘、關元、天樞、神闕穴，留罐15～20分鐘。然後俯臥位，選脾俞、胃俞、命門穴拔罐，留罐15～20分鐘。隔日1次，10次為1個療程。

【生活注意】

1. 忌食生冷食物和寒性食物。

2. 注意腹部和腿部的保暖。

3. 可以經常用艾條灸足三里穴。

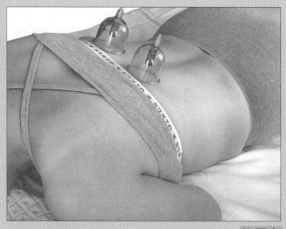

拔胃俞

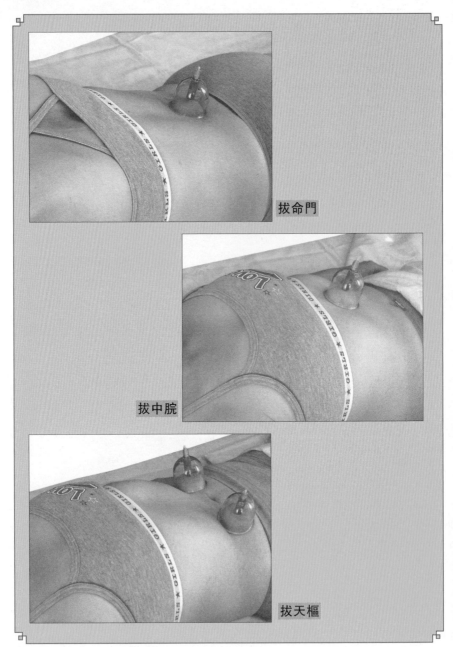

拔命門

拔中脘

拔天樞

疲　勞

　　疲勞又稱疲乏，是主觀上一種疲乏無力的不適，感覺疲勞。單純的疲勞是人體長期處於高度緊張勞累狀態，使大腦神經系統功能失調，免疫功能異常，導致機體各系統、多臟器功能系亂所致。

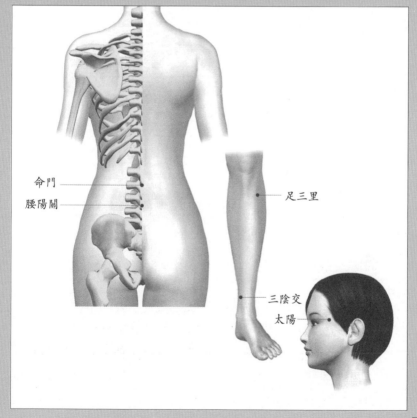

命門
腰陽關

足三里

三陰交
太陽

【取穴】

太陽：在顳部，當眉梢與目外眥之間，向後約一橫指的凹陷處。

命門：在腰部，當後正中線上，第2腰椎棘突下凹陷處。

腰陽關：在腰部，當後正中線上，第4腰椎棘突下凹陷處。

足三里：犢鼻穴下3寸，脛骨前嵴外一橫指處。

三陰交：內踝尖上3寸，脛骨內側面後緣。

【操作方法】

方法1：患者仰臥位，選擇大小適中的真空罐或火罐拔太陽、足三里、三陰交穴，留罐15～20分鐘。然後患者俯臥位，選命門、腰陽關穴拔罐，留罐15～20分鐘。隔日1次，10次為1個療程。

方法2：事先用紅花油塗患者的背部，再將火罐吸拔於背部，然後上下推動火罐，大面積刺激背部，局部潮紅可止。隔日1次，10次為1個療程。

【生活注意】

1. 養成良好的生活習慣，多注意休息，勞逸結合。

2. 保持良好的心態，避免憂鬱、焦慮等不良情緒。

3. 積極參加體育鍛鍊，適當參加娛樂活動，放鬆身心。

4. 擁有健康的飲食習慣，平時多吃水果蔬菜等提高免疫力。

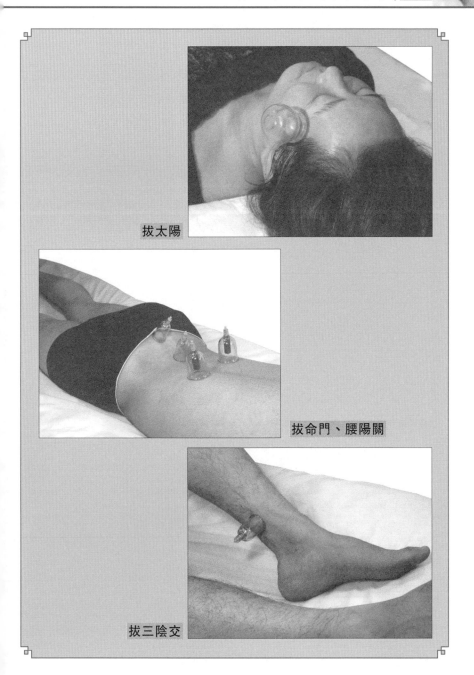

拔太陽

拔命門、腰陽關

拔三陰交

睡眠不好

睡眠不好包括入睡困難或睡中易醒，醒後難以再寐，甚則徹夜不眠為主要症狀，多伴有多夢、健忘、頭暈、心悸等症。

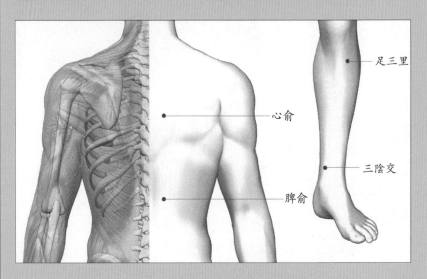

【取穴】

心俞：第5胸椎棘突下，旁開1.5寸。

脾俞：第11胸椎棘突下，旁開1.5寸。

三陰交：內踝尖上3寸，脛骨內側面後緣。

足三里：犢鼻穴下3寸，脛骨前脊外一橫指處。

【操作方法】

患者取坐位，用閃火法將小口徑玻璃罐吸拔在三陰交、足三里上，餘穴用正常罐，留罐5～10分鐘。每日1次。

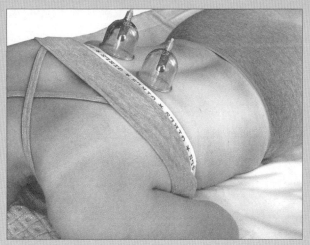

拔心俞

【生活注意】

1. 加強鍛鍊，勞逸結合。生活有規律。
2. 晚餐不宜吃得過飽，睡前不吸菸，不喝茶和咖啡。
3. 睡前可用溫水泡腳或洗個熱水澡。

暈車、暈船

暈車、暈船，是指人在乘坐車、船時，經受不規則振動、搖晃等的刺激，出現眩暈、噁心甚至嘔吐等不適症狀。

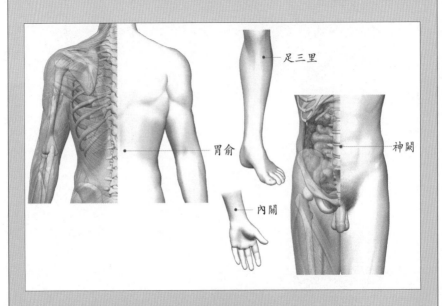

足三里

胃俞

神闕

內關

【取穴】

足三里：犢鼻穴下3寸，脛骨前嵴外一橫指處。

神闕：在肚臍正中。

內關：腕橫紋上2寸，兩筋之間。

胃俞：第12胸椎棘突下，旁開1.5寸。

【操作方法】

採用針罐或留罐法，針罐法採用補法或平補平瀉的手法，待進針得氣後再進行拔罐；留罐法一般留罐 15 分鐘，待皮膚出現紅色瘀斑後起罐。每週 1 次，10 次為 1 個療程。

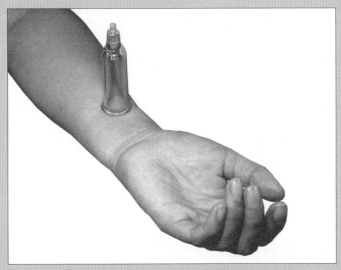

拔內關

【生活注意】

1. 拔罐治療對預防暈車、暈船以及發生暈車、暈船後緩解症狀有良好的療效。

2. 上車之前注意飲食清淡，睡眠充足，乘車時保持車內空氣暢通，儘量少在行進過程中看書。

聽力下降

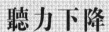

聽力下降分不同的等級，輕度者，遠距離聽話或聽一般距離低聲講話感到困難，純音語言頻率的氣導聽閾在10～30分貝以內；中度者，近距離聽話感到困難，純音語言頻率的氣導聽閾在30～60分貝；重度者，只能聽到很大的聲音，可聽見在耳邊喊叫的高聲，純音語言頻率的氣導聽閾在60～90分貝。

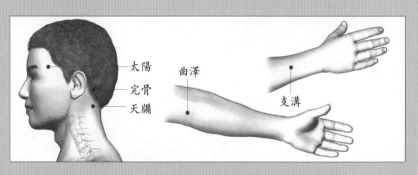

【取穴】

太陽：在顳部，當眉梢與目外眥之間，向後約一橫指的凹陷處。

天牖：在頸側部，當乳突的後方直下，平下頜角，胸鎖乳突肌的後緣。

完骨：耳後，乳突後下方凹陷處。

支溝：手背側腕橫紋上3寸，尺骨與橈骨中間。

曲澤：在肘橫紋橈側端凹陷處。

【操作方法】

太陽、天牖、完骨、支溝穴使用小罐常規拔罐，其中完骨穴可稍向下在髮際下拔罐；曲澤穴用酒精棉球常規消毒後，用消毒的三棱針斜刺靜脈血管出血，待血流緩慢時拔火罐，5～15分鐘後取下，針孔行常規皮膚消毒。每天或隔天以單純火罐法吸拔穴位，留罐10分鐘，隔日1次，10次為1個療程。

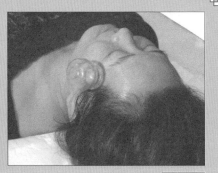

拔太陽

【生活注意】

1. 積極防治高血壓、高血脂症和內分泌疾病。

2. 慎用耳毒性藥物（如鏈黴素、慶大黴素等）。

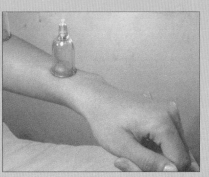

拔支溝

3. 少吃動物脂肪和內臟，多吃富含微量元素和維生素的食物。同時戒除菸酒等不良嗜好。

4. 堅持鍛鍊身體，生活有規律。

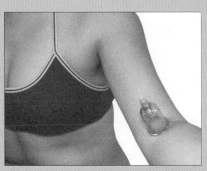

拔曲澤

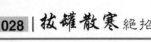

食慾不振

食慾不振常伴有泛酸噯氣、噁心嘔吐、胃灼熱感、食後飽脹、上腹部不適與疼痛等，往往是一個症狀表現突出，與慢性胃炎多個胃部症狀同時出現不同。

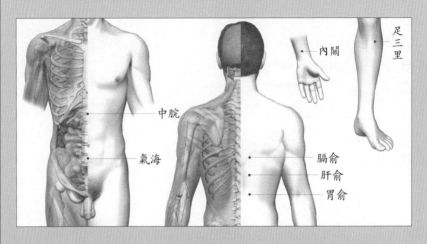

【取穴】

膈俞：第7胸椎棘突下，旁開 1.5 寸。

胃俞：第 12 胸椎棘突下，旁開 1.5 寸。

肝俞：第9胸椎棘突下，旁開 1.5 寸。

中脘：在上腹部，前正中線上，當臍中上4寸。

氣海：在下腹部，前正中線上，當臍中下 1.5 寸。

足三里：犢鼻穴下3寸，脛骨前嵴外一橫指處。

內關：腕橫紋上2寸，兩筋之間。

【操作方法】

俯臥位，選擇大小適宜的真空罐或火罐，在膈俞、胃俞、肝俞、中脘、氣海、足三里、內關穴上拔罐，留罐10～15分鐘，每天1次，10次為1個療程。

【生活注意】

1. 生活要有規律，進食上必須做到定時、定量、定質。就餐環境要優美。

2. 要注意對食物科學地加工烹調，色彩美麗，味道鮮美，引起旺盛的食慾，利於食物消化吸收。另外，正確的食品加工，可以避免食物中維生素的破壞。

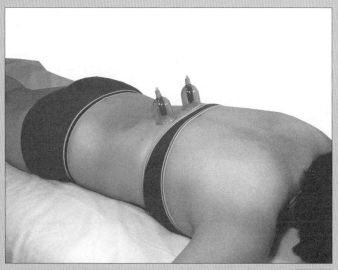

拔胃俞

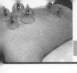

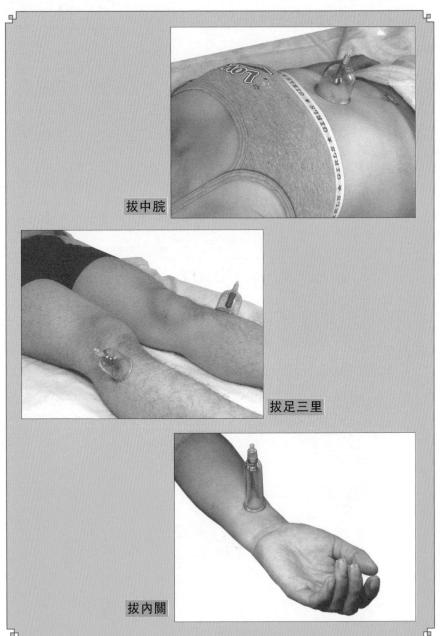

拔中脘

拔足三里

拔內關

麻將綜合徵

　　打麻將時埋頭、抬臂、久坐，易使頸肩腰背肌肉疲勞，出現周身酸楚疼痛等症。表現為心理及情志失調。打麻將的環境給人體的影響不可忽視。麻將綜合徵有極大的危害性，往往是高血壓、心臟病、中風、神經衰弱、急慢性肌肉勞損、退行性骨關節病等疾病的常見誘因。

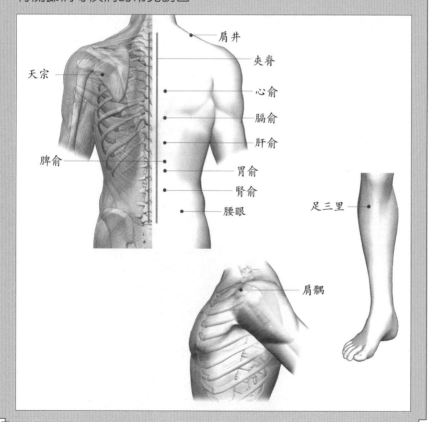

【取穴】

夾脊穴：各頸椎、胸椎棘突下旁開0.5寸。

肩井：頸後部，第7頸椎棘突與肩峰最外側點連線的中點。

天宗：在肩胛部，大致在肩胛骨的正中，岡下窩中央凹陷處，與第4胸椎相平。

肩髃：在肩帶部，臂外展，肩峰前下方凹陷處。

心俞：第5胸椎棘突下，旁開1.5寸。

膈俞：第7胸椎棘突下，旁開1.5寸。

肝俞：第9胸椎棘突下，旁開1.5寸。

脾俞：第11胸椎棘突下，旁開1.5寸。

胃俞：第12胸椎棘突下，旁開1.5寸。

腎俞：第2腰椎棘突下，旁開1.5寸。

腰眼：第4腰椎棘突下，旁開3.5寸凹陷中。

足三里：犢鼻穴下3寸，脛骨前嵴外一橫指處。

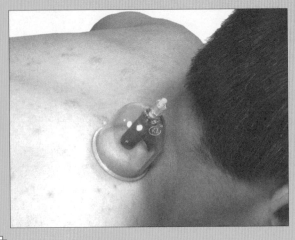

拔肩井

【操作方法】

　　在患者欲拔罐的穴位上塗按摩乳或凡士林，選擇大小適宜的玻璃罐或真空罐，俯臥位，用閃火法將罐吸拔，留罐15～20分鐘。然後仰臥位，將罐吸拔於足三里穴，留罐15～20分鐘。隔2日1次，15次為1個療程。

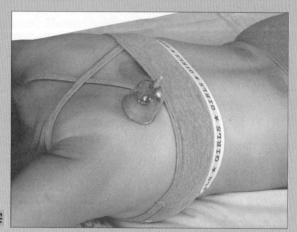

拔天宗

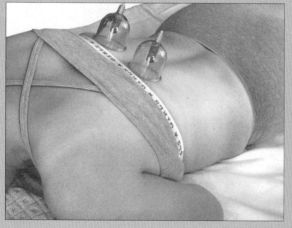

拔心俞

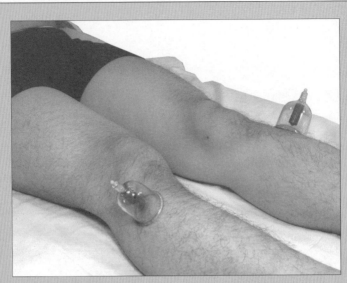

拔足三里

【生活注意】

1. 適量打麻將，不可成癮。
2. 有高血壓、心臟病、頸椎病、腰腿痛者儘量少玩麻將。
3. 打麻將中間應起身適度運動。

空調綜合徵

　　空調綜合徵特指人體因空調使用不當，或久居空調環境而出現的以身心不適為特徵的症候群。

　　好發於廣泛使用空調的夏季和冬季。輕者僅有呼吸道乾燥，注意力不集中，易疲勞、胸悶、頭昏、全身酸楚疼痛、無力等，一旦離開空調環境，經過一兩天的休息可自癒；重者可有類似感冒、關節炎、神經衰弱等表現，甚至誘發冠心病、傳染性疾病、氣管炎等，且不因離開空調環境和適當休息而緩解。

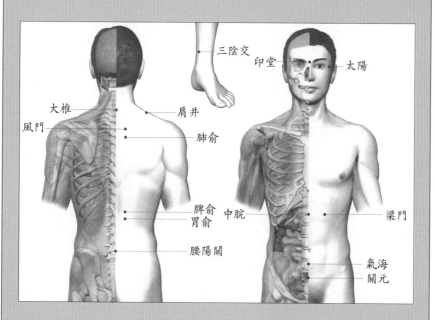

【取穴】

太陽：眉梢與目外眥之間，向後約一橫指的凹陷處。

印堂：兩眉頭中間。

中脘：在上腹部，前正中線上，當臍中上4寸。

梁門：臍上4寸，前正中線旁開2寸處。

三陰交：內踝尖上3寸，脛骨內側面後緣。

氣海：在下腹部，前正中線上，當臍中下1.5寸。

關元：前正中線上，當臍中下3寸。

肩井：頸後部，第7頸椎棘突與肩峰最外側點連線的中點。

大椎：後正中線上，第7頸椎棘突下凹陷中。

肺俞：第3胸椎棘突下，旁開1.5寸。

風門：第2胸椎棘突下，旁開1.5寸。

脾俞：第11胸椎棘突下，旁開1.5寸。

胃俞：第12胸椎棘突下，旁開1.5寸。

【操作方法】

取仰臥位，選擇大小適中的火罐或真空罐吸拔於太陽、印堂、中脘、梁門、三陰交、關元、氣海穴。再俯臥位，吸拔於肩井、大椎、肺俞、風門、脾俞、胃俞穴，留罐10～15分鐘。每日1次，10次為1個療程。

【生活注意】

1. 嚴禁在室內吸菸。每天應適時關閉空調，打開門窗增加新鮮空氣。

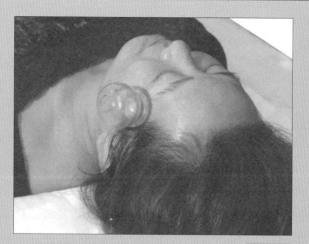

拔太陽

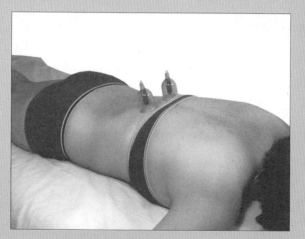

拔胃俞

2. 在裝有空調的房間內睡覺，入睡前要關掉空調機。

3. 加強鍛鍊，增強體質和抗病能力。

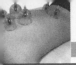

電視綜合徵

　　電視綜合徵又稱「電視病」，是由於長時間看電視而引起的一系列不適反應的總稱。包括長時間看電視造成的頸部軟組織勞損致酸痛不適，下肢酸脹、麻木甚至痙攣，在老年人中最易發生；植物神經功能紊亂，出現頭痛、頭暈、失眠、多夢、心煩意亂；因靜電污染面部皮膚出現斑疹等。

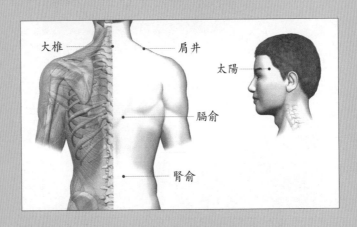

【取穴】

　　太陽：在顳部，當眉梢與目外眥之間，向後約一橫指的凹陷處。

　　大椎：後正中線上，第7頸椎棘突下凹陷中。

　　肩井：頸後部，第7頸椎棘突與肩峰最外側點連線的中點。

　　膈俞：第7胸椎棘突下，旁開1.5寸。

腎俞：第2腰椎棘突下，旁開1.5寸。

【操作方法】

選擇大小適宜的真空罐或火罐吸拔於穴位上，留罐10～15分鐘。隔日1次。

【生活注意】

1. 人與電視機的距離儘量保持在3公尺以上。

2. 看電視間歇活動一下身體，並閉目養神片刻。看電視時應儘量不吃或少吃零食及點心，應多喝水，特別是可以喝一些茶水。

3. 中醫學認為「久視傷血」，因此，對於常看電視的人，一定要常吃一些能夠補血的食物、藥膳和藥物，如大棗、當歸、枸杞子、菠菜、胡蘿蔔等，多喝牛奶。

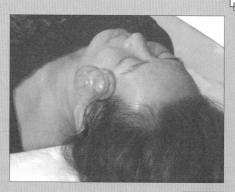

拔太陽

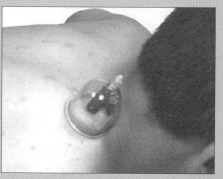

拔肩井

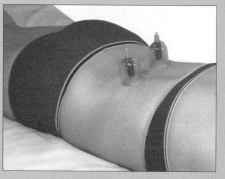

拔腎俞

睡眠過多

正常人平均睡眠時間8小時， 就能保持充足的體力和精力， 如果每天睡眠超過10小時或12小時，會使身體運動不足，血液循環功能減弱，神經活動遲鈍，甚至會變得昏昏沉沉，提不起精神來。原因可分為器質性和心理性兩種。

【取穴】

梁門：臍上4寸，前正中線旁開2寸處。

中脘：在上腹部，前正中線上，當臍中上4寸。

大橫：在臍旁4寸。

足三里：犢鼻穴下3寸，脛骨前嵴外一橫指處。

上巨虛：在小腿前外側，當犢鼻下6寸，距脛骨前緣一橫指（中指）。

豐隆：在小腿前外側，當外踝尖上8寸，條口外側，距脛骨前緣2橫指（中指）。

陰陵泉：在小腿內側，脛骨內側髁後下方的凹陷中。

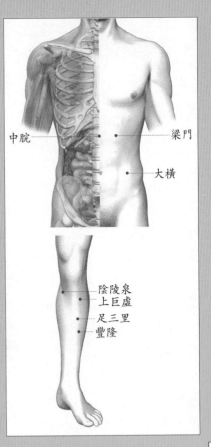

【操作方法】

取仰臥位，放鬆身體，露出腹部，分別用真空罐或火罐吸拔中脘、梁門、大橫，留罐10～15分鐘。然後吸拔足三里、上巨虛、豐隆、陰陵泉，留罐10～15分鐘。

【生活注意】

1. 保持愉悅的心情，調節生活規律。
2. 增加室外活動，培養體育愛好。

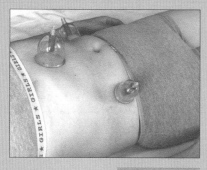

拔中脘、大橫

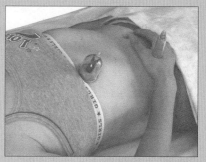

拔梁門

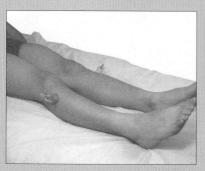

拔足三里

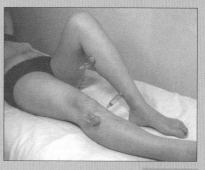

拔陰陵泉

壓力過大

　　適當的壓力可以促使人提高工作的效率，把事情做得更好，但過度的壓力則會帶來不良影響。中醫認為，壓力過大引起的不適，多與心、肝等臟腑失調以及氣血不暢、機體陰陽失衡有關。拔罐透過刺激相關穴位和經絡，可養心補肝、調養臟腑、行氣活血、平衡陰陽，促進全身氣血循環。增強機體的抗病能力，從而達到緩解壓力的目的。

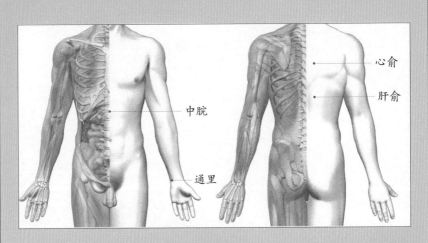

心俞

肝俞

中脘

通里

【取穴】

肝俞：第9胸椎棘突下，旁開 1.5 寸。

心俞：第5胸椎棘突下，旁開 1.5 寸。

中脘：在上腹部，前正中線上，當臍中上 4 寸。

通里：在前臂前內側，腕掌側橫紋上 1 寸，尺側腕屈肌腱

的橈側緣。

【操作方法】

俯臥位，取心俞、肝俞穴，留罐10～15分鐘。然後仰臥位，取中脘穴，留罐10～15分鐘。然後坐位，取通里穴，留罐10～15分鐘。隔日1次，5次為1個療程。

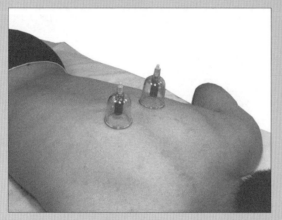

拔心俞

【生活注意】

1. 善於整體規劃，善待自己，遠離虛榮，放低標準，適當休息。

2. 做事不耽擱遲延，能在今天辦完的事不拖到明天，能在當時辦完的事不要拖到數小時之後。

3. 擁有自己的娛樂方式，傾聽音樂，還可多運動和外出旅行。

上 火

中醫認為，春天是生發的季節，萬物復蘇、陽氣升發，容易擾動人體肝膽、胃腸蓄積的內熱；還有一些人喜好吃辣，造成新陳代謝失衡，使生理功能失調，從而招致上火。治療上火可以吃清火藥，拔罐也對去火解燥很有幫助。

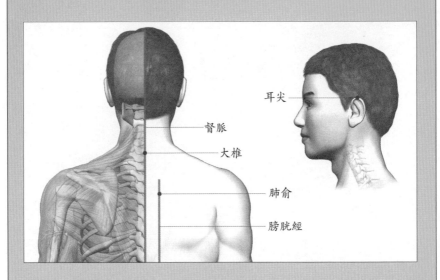

【取穴】

大椎：後正中線上，第7頸椎棘突下凹陷中。

肺俞：第3胸椎棘突下，旁開 1.5 寸（俯伏位）。

耳尖：耳部最高處。

後背膀胱經和督脈

【操作方法】

在背部沿膀胱經和督脈排罐，罐挨罐，從上而下拔，每次5～10分鐘，每天1次或隔天1次，直到皮膚潮紅。對於上火嚴重、嗓子乾痛的患者，排完罐後，在大椎、肺俞、耳尖等穴位上點刺放血，可急速降火，可立竿見影。

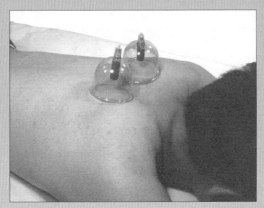

拔肺俞

【生活注意】

1. 應多吃些瓜果蔬菜（很多水果都有清熱解毒的作用），並適量補充各種維生素和礦物質。如柳丁、黃瓜等以及新鮮綠葉蔬菜。新鮮的胡蘿蔔能補充人體的B群維生素，能有效緩解上火的症狀。

2. 生活應有規律，儘量避免熬夜，按時作息。吃飯也要有規律，儘量不要吃過於辛辣的食物，抽菸、喝酒、熬夜都有可能引起上火。

中暑

中暑俗名為「發痧」，臨床主要表現為猝然頭昏、四肢發冷、頭痛、心中煩亂、無汗、眼發黑、噁心、倦怠、指甲與口唇烏青。

甚則口噤不能言，神昏、轉筋抽搐，或壯熱、煩躁，或汗出氣短、神志不清、血壓下降，或腹痛劇烈、欲吐不出。

是發生在夏季的一種急性病症，多因在烈日之下曝曬，或在高溫環境下長時間作業而引起的急性病症。輕者為「傷暑」；重者為「暑風」或「暑厥」。

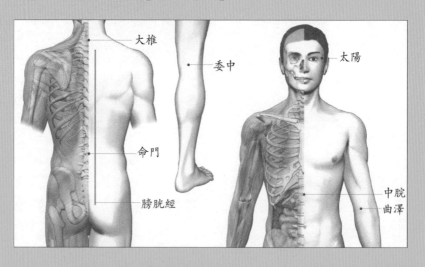

【取穴】

太陽：在顳部，當眉梢與目外眥之間，向後約一橫指的凹陷處。

中脘：在上腹部，前正中線上，當臍中上4寸。

命門：在腰部，當後正中線上，第2腰椎棘突下凹陷中。

大椎：後正中線上，第7頸椎棘突下凹陷中。

委中：膕橫紋中點，股二頭肌腱與半腱肌腱中間。

曲澤：在肘橫紋橈側端凹陷處。

【操作方法】

膀胱經一線採用走罐的方法，每次以潮紅為度，太陽、中脘、命門、大椎、委中、曲澤等穴閃火法留罐，一般經過連續3天的拔罐治療，中暑便可痊癒。

如果暑邪嚴重，伴有胸悶、心悸加肺俞、心俞穴；噁心、食慾不振加脾俞穴。

【生活注意】

1. 應盡量減少高溫時的戶外活動。平時要多喝水，同時合理安排作息時間，保證充足睡眠。

2. 夏天要穿寬鬆、透氣性能良好的衣服，要有必要的遮陽工具。

3. 隨身應攜帶一些防暑藥物，如人丹、清涼油、十滴水、藿香正氣水等。

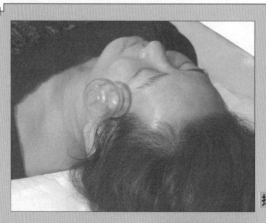

拔太陽

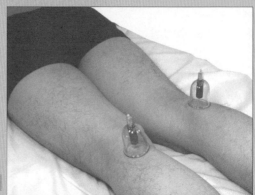

拔委中

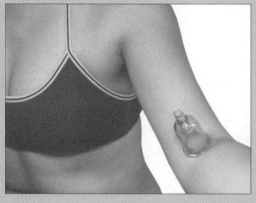

拔曲澤

上腹不適

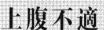

　　上腹不適又稱嘈雜感，是自覺上腹部不適感，時作時止，難以名狀之症。可兼有饑、辣、痛、噁心等感覺。此後與進食關係不大。可由脾胃虛寒、濕滯中焦、寒滯肝脈、胃中積熱、血虛氣弱引起。

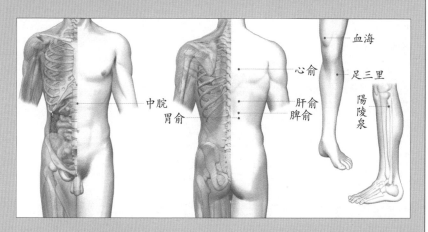

【取穴】

心俞：第5胸椎棘突下，旁開1.5寸。

肝俞：第9胸椎棘突下，旁開1.5寸。

脾俞：第11胸椎棘突下，旁開1.5寸。

胃俞：第12胸椎棘突下，旁開1.5寸。

中脘：在上腹部，前正中線上，當臍中上4寸。

足三里：屈膝，當犢鼻下3寸，距脛骨前緣1橫指。

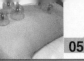
陽陵泉：在小腿外側，當腓骨頭前下方凹陷處。

血海：在股前內側，髕底內側端上2寸，股內側肌隆起處。

【操作方法】

閃火法或者真空罐，每次取3～4穴，可選肝俞、陽陵泉、心俞、血海或脾俞、胃俞、中脘、足三里。留罐5～10分鐘，隔日1次。

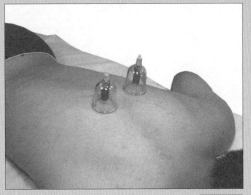

拔心俞

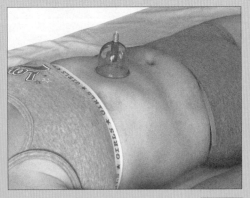

拔中脘

【生活注意】

1. 忌食辛辣食物。
2. 積極鍛鍊身體。
3. 就醫檢查，及時查找和治療原發疾病。

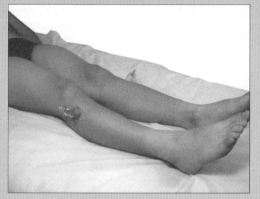

拔足三里

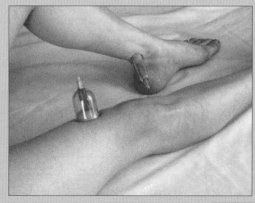

拔血海

腹 瀉

腹瀉又稱泄瀉，是指排便次數增多，糞便稀薄，甚至如水樣而言。

多由濕邪所傷和內傷食滯所引起，其病變主要在腸、胃、脾。一年四季均可發病，多見於夏秋季。

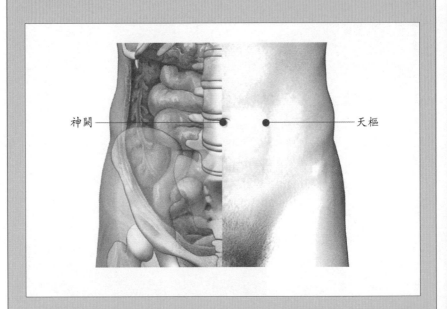

神闕 ——————————— 天樞

【取穴】

神闕：上腹部，臍中央。

天樞：臍中旁開2寸。

【操作方法】

火罐法或敷蒜（薑）罐法，留罐10～15分鐘（嬰幼兒留罐約2分鐘），每日1次，病情明顯緩解後改隔1～2日施術1次。

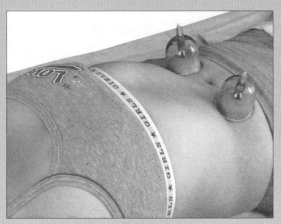

拔天樞

【生活注意】

1. 飲食有節，以清淡、富營養、易消化的食物為主。適當服食山藥、蓮子、山楂、白扁豆、芡實等有止瀉作用的食物。避免進食生冷不潔及難消化或清腸潤滑的食物。忌食辛辣厚味、葷腥油膩的食物。

2. 泄瀉耗傷胃氣者，予米粥以養胃氣。

腹 脹

　　腹脹是指脘腹及脘腹以下的整個下腹部脹滿的一種症狀。多由飲食失節、起居失調、濕阻氣滯、脾胃虛弱，其證多實，以及外傷、術後等原因引起。但亦有脾胃虛弱，久病虛脹。食後脹甚者，脹多在腸胃；二便通調者，脹多在臟。腹脹時輕時重，或食後脹甚，或遇情緒變化而加重，矢氣則舒。

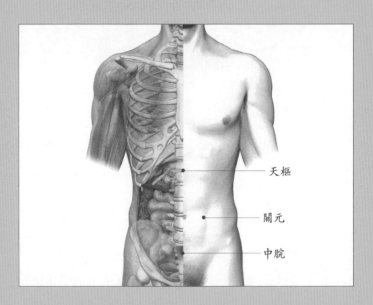

天樞

關元

中脘

【取穴】

中脘：在上腹部，前正中線上，當臍中上4寸。
關元：下腹部，前正中線上，當臍中下3寸。

天樞：在腹中部，距臍中2寸。

【操作方法】

方法1：應用火罐法先閃拔中脘，再閃拔天樞（雙），最後閃拔關元。每穴閃拔約60下，待半分鐘後，依前法再續做1遍（前後共閃拔240下）。

方法2：上、中腹脹取中脘、神闕；下腹脹取神闕、關元。用單純拔罐法，留罐10～20分鐘，每日1～3次。

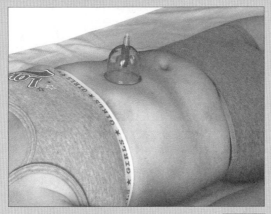

拔中脘

【生活注意】

1. 積極治療原發病。
2. 飲食有節，以清淡、富營養、易消化的食物為主。
3. 保持精神舒暢調達。

月經過多

　　月經週期正常，而經量明顯超過正常月經，或經期持續超過7天，總量亦增加者，稱為「月經過多」。

　　本病的特點是經量明顯增多，在一定時間內能自然停止。如經量特多，暴下如注，或下血日久不能自止，或伴有週期紊亂者，則已發展為「崩漏」。

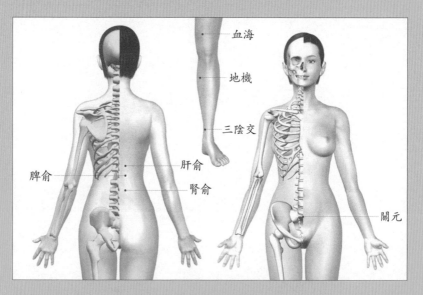

【取穴】

脾俞：第11胸椎棘突下，旁開1.5寸。

肝俞：第9胸椎棘突下，旁開1.5寸。

腎俞：第2腰椎棘突下，旁開1.5寸。

關元：在下腹部，前正中線上，當臍中下3寸。

血海：屈膝，在大腿內側，髕底內側端上2寸，當股四頭肌內側頭的隆起處。

地機：在小腿內側，當內踝尖與陰陵泉的連線上，陰陵泉下3寸。

三陰交：在小腿內側，當內踝尖上3寸，脛骨內側緣後方。

【操作方法】

應用火罐或者真空罐，每次可選取血海、三陰交、腎俞、關元或脾俞、地機、肝俞穴。留罐5～10分鐘，關元穴處宜輕拔。隔日1次，行經期間暫停治療。

【生活注意】

1. 調暢情志，調節飲食。

2. 加強鍛鍊，增強體質。

3. 注意經期衛生保健，選擇適宜的節育方法，定期進行健康普查。

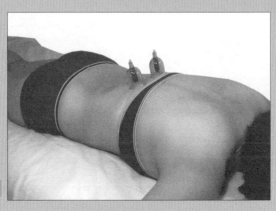

拔脾俞

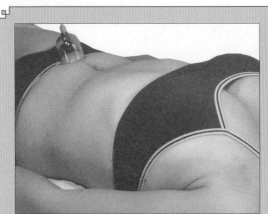

拔關元

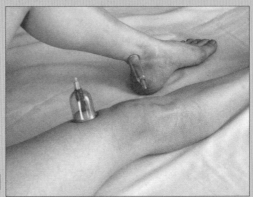

拔血海、三陰交

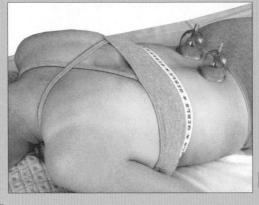

拔腎俞

經期延長

月經週期正常，行經期超過7日以上，甚或淋漓不淨達半月之久者，稱為「經期延長」。

本病相當於西醫學的排卵性功能失調性子宮出血、盆腔炎、子宮內膜炎、子宮內節育器和輸卵管結紮術後引起的經期延長等。

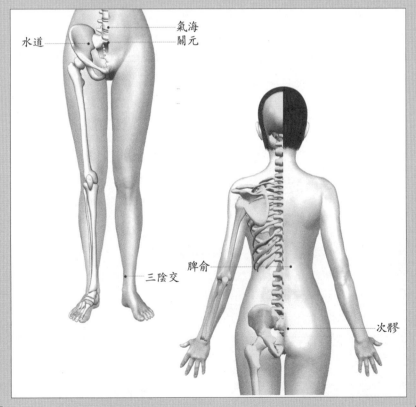

【取穴】

關元：在下腹部，前正中線上，當臍中下3寸。

三陰交：在小腿內側，當內踝尖上3寸，脛骨內側緣後方。

次髎：在骶部，當髂後上棘內下方，適對第2骶後孔處。

水道：在下腹部，當臍中下3寸，距前正中線2寸。

脾俞：第11胸椎棘突下，旁開1.5寸。

氣海：在下腹部，前正中線上，當臍中下1.5寸。

【操作方法】

應用火罐或者真空罐，在關元、水道、三陰交等穴留罐5～10分鐘，關元穴處宜輕拔。隔日1次，行經期間暫停治療。

【生活注意】

拔罐宜於治療功能性月經不調，器質性病變引起者應同時進行病因治療。

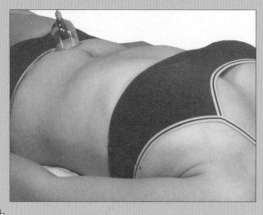

拔關元

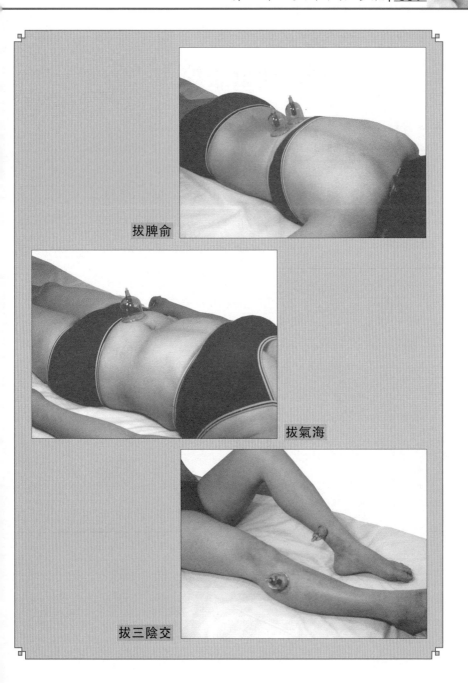

拔脾俞

拔氣海

拔三陰交

經前期緊張綜合徵

經前緊張綜合徵亦稱經前期緊張症，是指週期性地在月經前出現的一系列身心病態症狀。

患者表現激動易怒、煩躁不安、恐懼、焦慮、憂鬱、疲勞、頭疼、眩暈、失眠、噁心、心悸、浮腫、乳房脹痛、神經過敏、思想不集中等等，嚴重者還可能攻擊他人、易與人爭吵、毆打其他家人、毀物甚至自殺。月經來潮後症狀減輕或消失。

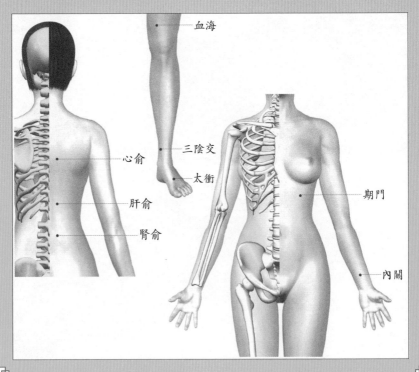

【取穴】

太衝：在足背部，當第1蹠骨間隙的後方（近端）凹陷處。

期門：在胸部，當乳頭直下，第6肋間隙，前正中線旁開4寸。

內關：在前臂掌側，腕橫紋上2寸。掌長肌腱與橈側腕屈肌腱之間。

肝俞：第9胸椎棘突下，旁開1.5寸。

血海：屈膝，在大腿內側，髕底內側端上2寸，當股四頭肌內側頭的隆起處。

心俞：第5胸椎棘突下，旁開1.5寸。

腎俞：第2腰椎棘突下，旁開1.5寸。

三陰交：在小腿內側，當內踝尖上3寸，脛骨內側緣後方。

【操作方法】

在太衝、期門、內關、肝俞、血海等穴應用火罐或者真空罐，留罐5～10分鐘。隔日1次，行經期間暫停治療。

【生活注意】

1. 飲食均衡，多攝入富含維生素B_6的食物，如豬肉、牛奶、蛋黃和豆類食物。

2. 加強鍛鍊和運動，如舞蹈、慢跑等有氧運動。

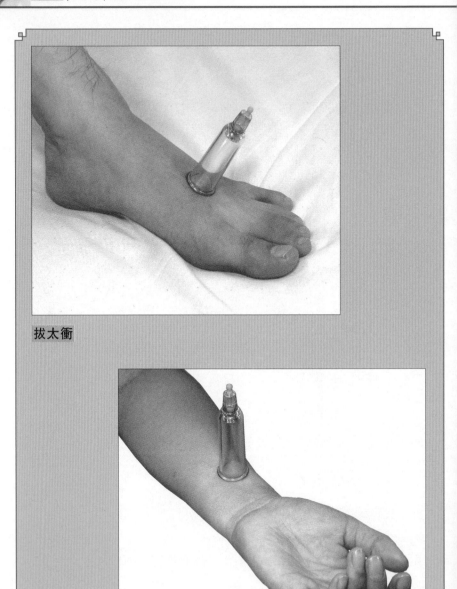

拔太衝

拔內關

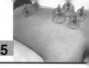

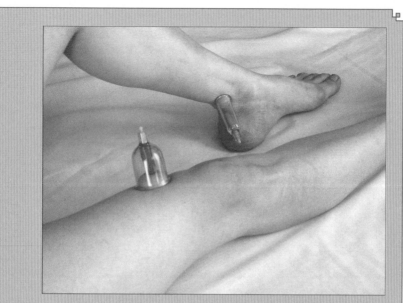

拔血海、三陰交

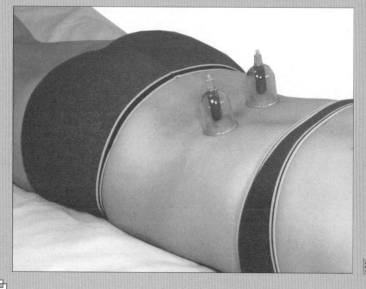

拔腎俞

視力減退

　　視力減退是臨床上常見的一種疾病，主要是由於用眼不當、用眼過度或者因年老體弱而引起的近視、遠視、散光、視物模糊等症狀，還伴有視物模糊不清，或昏花、兩目乾澀、頭暈目眩、耳鳴耳聾、腰膝酸軟、渾身乏力等現象。

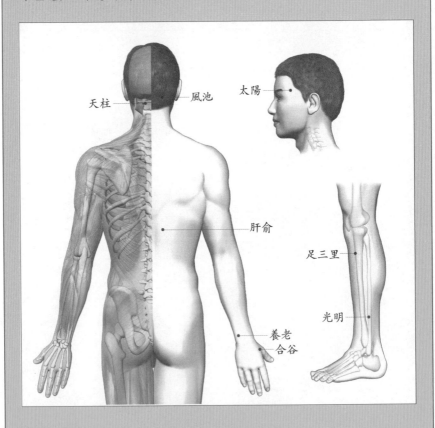

【取穴】

太陽：在顳部，當眉梢與目外眥之間，向後約 1 寸的凹陷處。

養老：在前臂背面尺側，當尺骨小頭近端橈側凹陷中。

天柱：頸部斜方肌外緣，後髮際凹陷處。

肝俞：第 9 胸椎棘突下，旁開 1.5 寸。

風池：在項部，當枕骨之下，與風府相平，胸鎖乳突肌與斜方肌上端之間的凹陷處。

光明：在小腿外側，當外踝尖上 5 寸，腓骨前緣。

合谷：在手背，第 1、2 掌骨間，當第 2 掌骨橈側的中點處。

足三里：屈膝，當犢鼻下 3 寸，距脛骨前緣 1 橫指（中指）。

【操作方法】

太陽、肝俞、足三里拔罐，留罐 15～20 分鐘，天柱、光明、風池、合谷、養老針刺。隔日 1 次，10 次為 1 個療程。

【生活注意】

1. 多食些含維生素 A 多的蔬菜，多吃些肝類、蛋品。禁食有刺激性及燥熱食物，不飲酒及抽菸等。

2. 勞逸結合，避免過度疲勞。

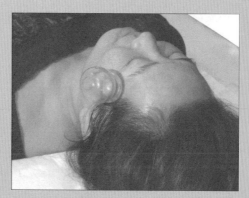

拔太陽

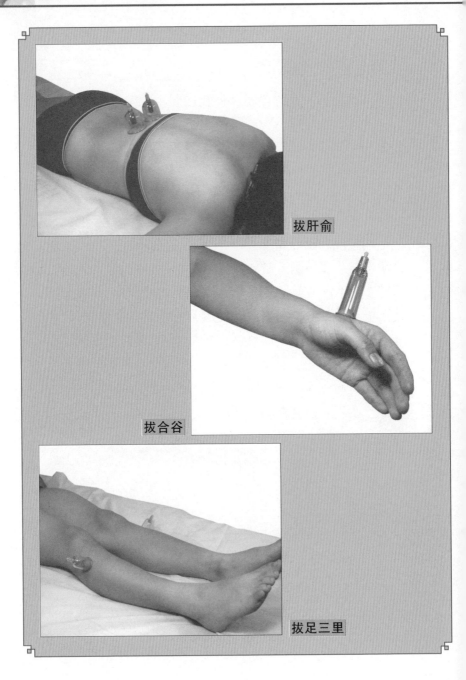

拔肝俞

拔合谷

拔足三里

便　秘

　　便秘是指大便次數減少，經常5～6日，甚至更久才大便一次，或雖然1～2日解一次，但糞質乾硬，排出困難，或糞質雖不乾硬，也有便意，但排便困難。

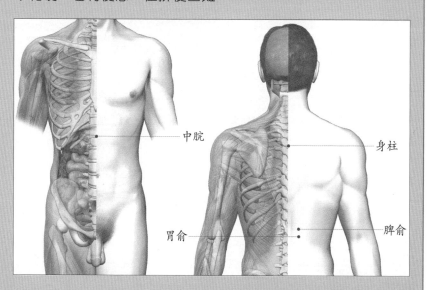

中脘　　身柱

胃俞　　脾俞

【取穴】

脾俞：第11胸椎棘突下，旁開1.5寸。

胃俞：第12胸椎棘突下，旁開1.5寸。

身柱：第3胸椎棘突下。

中脘：在上腹部，前正中線上，當臍中上4寸。

【操作方法】

　　採用單純拔罐，以閃火法分別拔在脾俞、胃俞、身柱、中脘穴位上，留罐10～15分鐘。隔日1次，7～10次為1個療程。

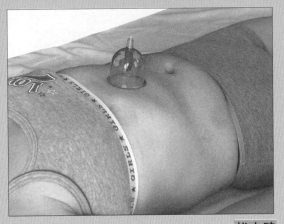

拔中脘

【生活注意】

　　1.宜食含粗纖維豐富的蔬菜和水果，多喝水及飲料。多食富含B群維生素及潤腸的食物，如粗糧、豆類、銀耳、蜂蜜等，炒菜時適當增加烹調油。忌酒、濃茶、辣椒、咖啡等食品。

　　2.養成按時排便的習慣，使直腸對排便運動產生條件反射。每天早晨喝一杯淡鹽水，能增加糞便，並刺激腸子蠕動而有利於排便。

第三章

拔罐美容美體

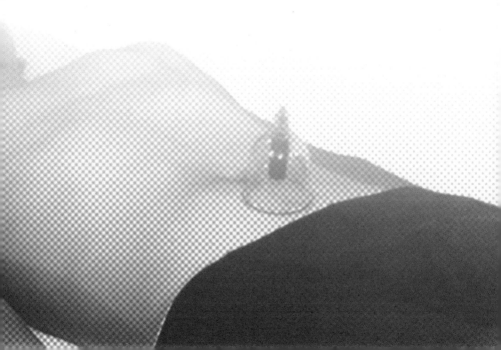

色 斑

　　面部色斑是指顏面部色素加深性皮膚病，中醫稱之為面塵、黧黑斑、肝斑等。

　　其特點為顏面部可見色素斑，呈黃褐色至暗褐色，形狀不規則，邊界清楚或模糊不清，鄰近者傾向融合，尤以額、鼻、唇及頦部多見。

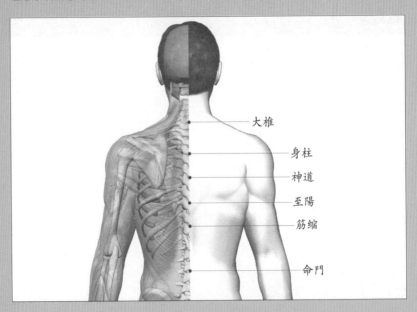

大椎
身柱
神道
至陽
筋縮
命門

【取穴】

大椎：在後正中線上，第7頸椎棘突下凹陷中。
至陽：在背部，第7胸椎棘突下凹陷中，後正中線上。

身柱：在背部，第3胸椎棘突下凹陷中，後正中線上。

筋縮：在背部，第9胸椎棘突下凹陷中，後正中線上。

命門：在腰部，當後正中線上，第2腰椎棘突下凹陷中。

神道：在背部，第5胸椎棘突下凹陷中，後正中線上。

【操作方法】

用真空罐或火罐吸拔，留罐10～15分鐘，每次1日，6次為1個療程。

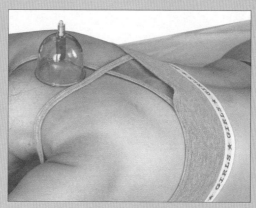

拔大椎

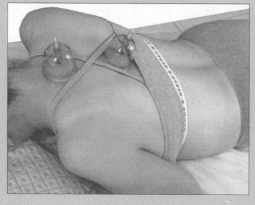

拔身柱等穴

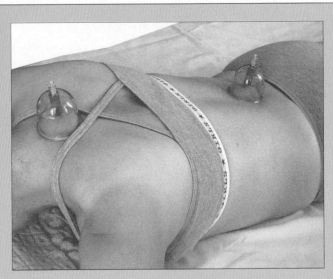

拔命門等穴

【生活注意】

1. 外出時，外露皮膚塗防曬品。

2. 水是美容聖物，早晨醒來應及早空腹喝溫白開，如在水中加片檸檬，則美容效果更明顯。晚上睡前30分鐘也喝一杯水，讓細胞充分吸收，可有效防止皺紋生成。

3. 多吃草莓、番茄、橘子等，因為這些果蔬中有大量維生素C，能有效幫助黑色素還原，協助美白，增進免疫力。

4. 保持充足睡眠，有效緩解生活壓力，多聽音樂，也是美白的好幫手。少抽菸、少喝刺激性飲料，可保持肌膚柔嫩光潤。

乳房瘦小

　　豐滿的胸部是女性曲線美的重要組成部分，女性的乳房以豐盈而有彈性、兩側對稱、大小適中為健美。

　　乳房的發育是受垂體前葉、腎上腺皮質和卵巢內分泌激素的影響。　垂體前葉產生促乳房激素而直接影響乳房發育；　卵巢產生雌激素、孕激素，也促使乳房發育。

　　少女如果得了垂體前葉功能減退症、垂體性侏儒症和原發性卵巢發育不全等病症，乳房也會小。

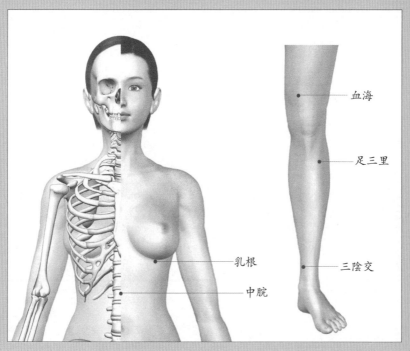

血海

足三里

乳根

中脘

三陰交

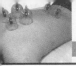
【取穴】

中脘：上腹部，前正中線上，臍中上4寸。

乳根：在前胸部，第5肋間隙，前正中線旁開4寸。

血海：屈膝，在大腿內側，髕底內側端上2寸，當股四頭肌內側頭的隆起處。

三陰交：在小腿內側，當內踝尖上3寸，脛骨內側緣後方。

足三里：屈膝，當犢鼻下3寸，距脛骨前緣1橫指（中指）。

【操作方法】

仰臥位，用閃火法在中脘、乳根、血海、足三里、三陰交穴位拔罐，留罐10～15分鐘，每週2～3次，15次為1個療程。如果起罐後或沐浴後進行手法按摩，效果更好。

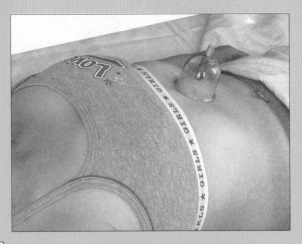

拔中脘

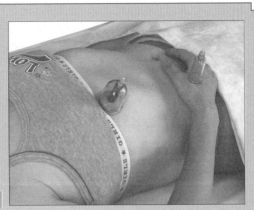

拔乳根

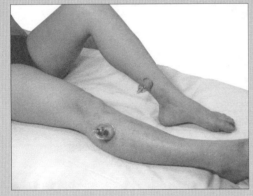

拔足三里、三陰交

【生活注意】

1. 調整飲食結構，可多食鯉魚、花生、黃豆、懷山藥、豬蹄、羊肉等藥食同源食物，有助豐乳。

2. 胸部健美鍛鍊，促進胸大肌發達和乳房發育。堅持做乳房自我按摩，可以促進乳房的血液循環，促進乳頭的平滑肌發育，持之以恆，定可見效。

3. 女孩在乳房發育成熟前，可不必戴乳罩，以免使乳房發育受限。

皺紋多

　　現代生活中，嚴重的空氣污染、過重的工作壓力，以及吸菸、酗酒等不良生活習慣和各種疾病，都在加速皮膚的老化，使皺紋提早出現。

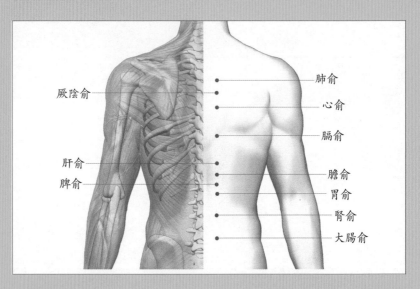

厥陰俞
肝俞
脾俞

肺俞
心俞
膈俞
膽俞
胃俞
腎俞
大腸俞

【取穴】

肝俞：第9胸椎棘突下，旁開1.5寸。

脾俞：第11胸椎棘突下，旁開1.5寸。

腎俞：第2腰椎棘突下，旁開1.5寸。

膽俞：第10胸椎棘突下，旁開1.5寸。

胃俞：第12胸椎棘突下，旁開1.5寸。

肺俞：第3胸椎棘突下，旁開1.5寸（俯伏位）。

大腸俞：在腰部，當第4腰椎棘突下，旁開1.5寸。

心俞：第5胸椎棘突下，旁開1.5寸。

膈俞：第7胸椎棘突下，旁開1.5寸。

厥陰俞：第4胸椎棘突下，旁開1.5寸（俯伏位）。

【操作方法】

火罐或者真空罐吸拔背部穴位，留罐15分鐘左右，待皮膚紅潤，充血或瘀血時，起罐，然後出針，不可過長。

【生活注意】

1. 合理安排飲食，注意營養均衡。注意生活規律，保障睡眠時間。

2. 經常做健身運動，特別是面部按摩。可每週做一次護理。

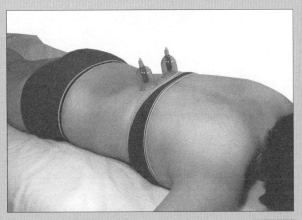

拔肝俞

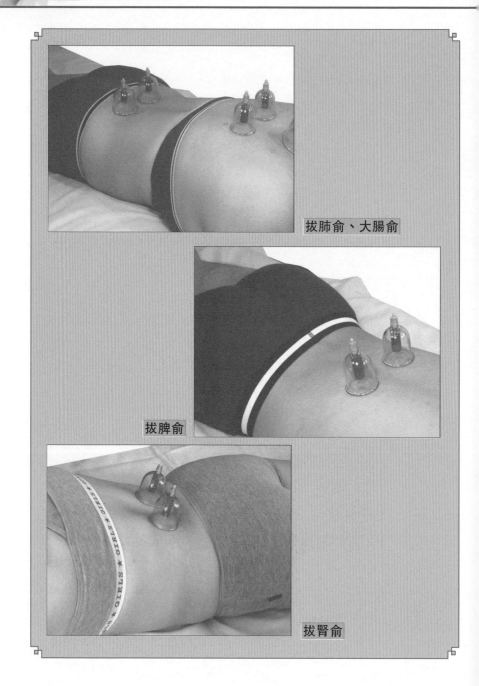

拔肺俞、大腸俞

拔脾俞

拔腎俞

黑眼圈、眼袋

　　黑眼圈主要表現為眼眶周圍呈現暗灰色素，形成黑色環狀。眼袋主要表現為下眼瞼組織臃腫膨隆或下垂，形如袋狀的異常形態。

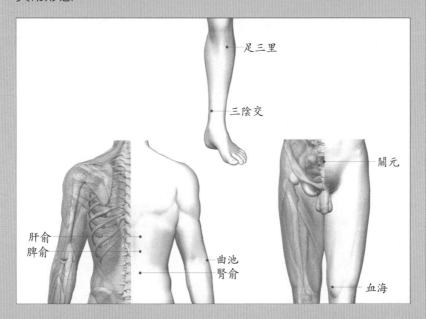

足三里

三陰交

關元

肝俞
脾俞

曲池
腎俞

血海

【取穴】

脾俞：第11胸椎棘突下，旁開1.5寸。

肝俞：第9胸椎棘突下，旁開1.5寸。

腎俞：第2腰椎棘突下，旁開1.5寸。

三陰交：在小腿內側，當內踝尖上3寸，脛骨內側緣後方。

關元：在下腹部，前正中線上，當臍中下3寸。

曲池：屈肘，肘橫紋外側端與肱骨上髁連線中點。

血海：屈膝，在大腿內側，髕底內側端上2寸，當股四頭肌內側頭的隆起處。

足三里：屈膝，當犢鼻下3寸，距脛骨前緣1橫指（中指）。

【操作方法】

俯臥位，取脾俞、肝俞、腎俞，留罐10～15分鐘，然後仰臥位，取關元、曲池、三陰交、血海、足三里，留罐10～15分鐘。每日1次，10次為1個療程。

【生活注意】

1. 眼袋是眼部衰老的標誌之一。完全避免不可能，但可以延緩其出現與加重。

2. 良好的睡眠、均衡的營養攝取、保健按摩、塗抹優質營養霜等都是預防眼袋的有效方法。

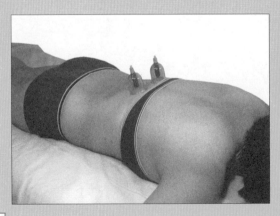

拔肝俞

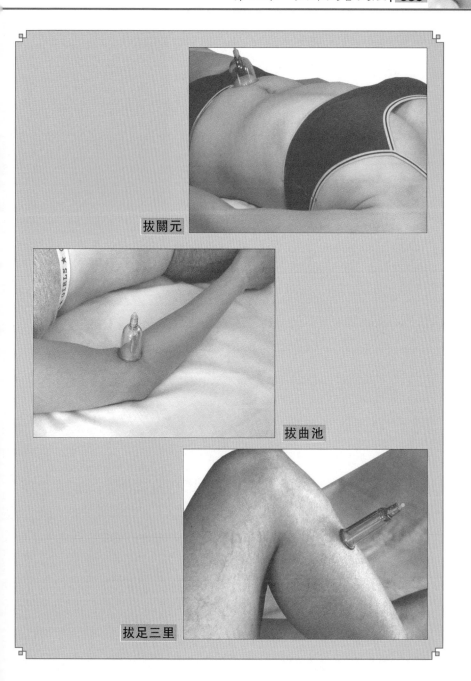

拔關元

拔曲池

拔足三里

皮膚粗糙

　　皮膚粗糙，即中醫所說的「肌膚索澤」，嚴重者稱為「肌膚甲錯」。表現為面色晦暗或蒼白，皮膚乾燥，不光滑，女性有時可伴有月經不調或白帶偏多。

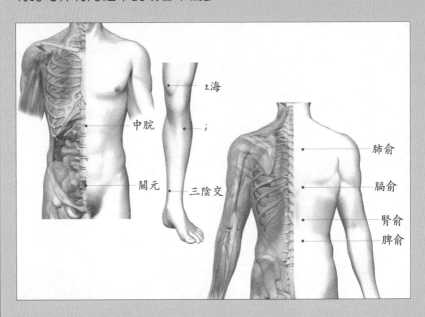

【取穴】

　　中脘：上腹部，前正中線上，臍中上4寸。

　　關元：在下腹部，前正中線上，當臍中下3寸。

　　血海：屈膝，在大腿內側，髕底內側端上2寸，當股四頭肌內側頭的隆起處。

三陰交：在小腿內側，當內踝尖上3寸，脛骨內側緣後方。

足三里：屈膝，當犢鼻下3寸，距脛骨前緣1橫指（中指）。

肺俞：第3胸椎棘突下，旁開1.5寸（俯伏位）。

膈俞：第7胸椎棘突下，旁開1.5寸。

脾俞：第11胸椎棘突下，旁開1.5寸。

腎俞：第2腰椎棘突下，旁開1.5寸。

【操作方法】

採用閃罐的方法，每個穴閃5～10次，直至皮膚出現潮紅為止，2～3日為1次，10次為1個療程。

【生活注意】

1. 有一個良好的心態，它是健康美麗的最重要因素。

2. 不亂服用各種美容保健食品和藥品。隨時注意補充水分的不足，做到先渴而飲。

3. 防範紫外線。時時注意休息，保持充足的睡眠。

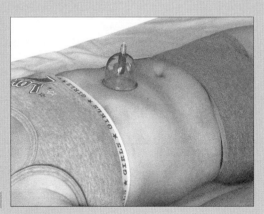

拔中脘

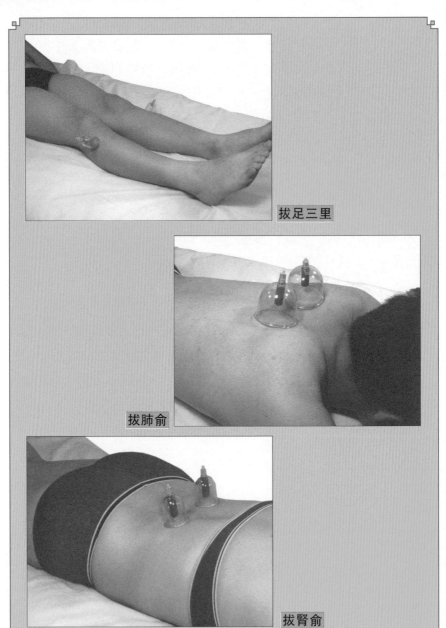

拔足三里

拔肺俞

拔腎俞

脫 髮

健康人每天平均約掉落 100 根頭髮，這屬於新陳代謝的正常過程，不屬於脫髮問題，若掉髮的數目過多，在正常值之上，屬於脫髮。

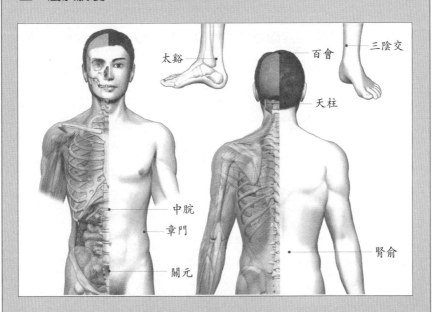

太谿　百會　三陰交

天柱

中脘
章門
關元

腎俞

【取穴】

中脘：上腹部，前正中線上，臍中上 4 寸。
章門：在側腹部，當第 11 肋骨游離端的下際。
關元：在下腹部，前正中線上，當臍中下 3 寸。
太谿：在踝後內側，內踝尖與跟腱之間的凹陷中。

三陰交：在小腿內側，當內踝尖上3寸，脛骨內側緣後方。

腎俞：第2腰椎棘突下，旁開1.5寸。

百會：在頭部，當前髮際正中直上5寸，前頂後1.5寸。

天柱：頸部斜方肌外緣，後髮際凹陷處。

【操作方法】

仰臥位，大小適中的火罐或者抽氣罐數個，在中脘、章門、關元、太谿、三陰交吸拔，留罐10～15分鐘。改俯臥位，在腎俞吸拔，留罐10～15分鐘，同時按摩百會和天柱各1～2分鐘。每天1次，10次為1個療程。

【生活注意】

1. 不偏食，不挑食，避免營養失衡。儘量吃清淡食物。

2. 勞逸結合，保持適當的運動量。

3. 少結辮、束髮，讓頭髮自然垂下。用去油脂洗髮水洗頭。

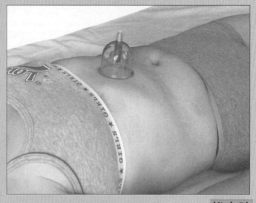

拔中脘

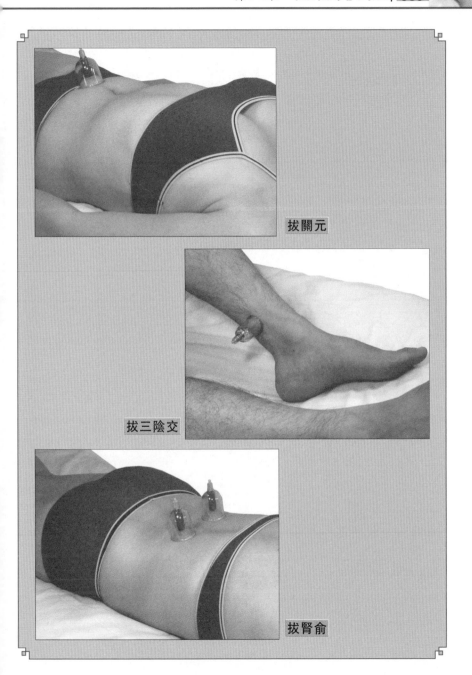

拔關元

拔三陰交

拔腎俞

白 髮

　　早年白髮症又稱「少年白」，是指從20歲前後開始，頭髮有稀疏的白髮，漸漸而呈部分或大部分頭髮變白。

　　本病主要是毛髮黑色素形成減少，由黑素細胞形成黑色素的功能減弱，酪氨酸酶的活動減低所致。其與遺傳有關，但神經精神性疾病，如情緒過度緊張、用腦過度、憂慮、驚恐、神經外傷等都可造成早年白髮。

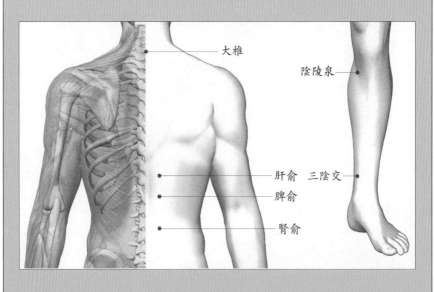

大椎

陰陵泉

肝俞　三陰交

脾俞

腎俞

【取穴】

大椎：在後正中線上，第7頸椎棘突下凹陷中。

肝俞：第9胸椎棘突下，旁開1.5寸。

脾俞：第 11 胸椎棘突下，旁開 1.5 寸。

腎俞：第 2 腰椎棘突下，旁開 1.5 寸。

陰陵泉：在小腿內側，脛骨內側髁後下方凹陷中。

三陰交：在小腿內側，當內踝尖上 3 寸，脛骨內側緣後方。

【操作方法】

俯臥位，在大椎、肝俞、脾俞、腎俞上各留罐 10～15 分鐘。再取坐位，在陰陵泉、三陰交留罐 10 分鐘。

【生活注意】

1. 少白頭患者不要隨心所欲拔掉白頭髮，以免毛囊發炎。

2. 在飲食上要多攝入鐵、銅含量豐富的食物，如動物肝、蛋類、黑木耳、海帶、蝦蟹類、堅果類等。多吃花青素含量高的黑色食品，如黑芝麻、黑豆、黑米、黑花生等。

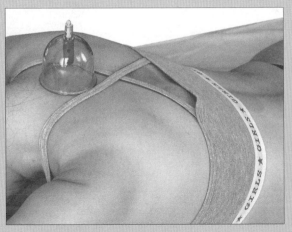

拔大椎

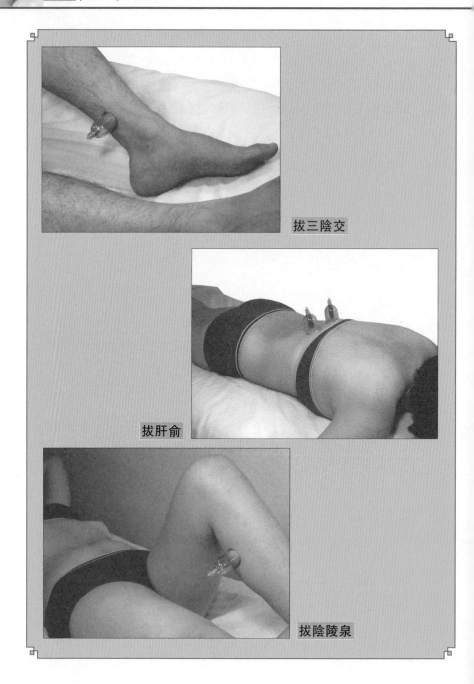

拔三陰交

拔肝俞

拔陰陵泉

腹部肥碩

　　人體脂肪積聚過多稱為肥胖，腹部肥胖比臀部肥胖更危險。
現代醫學將肥胖分為兩類：

　　一類為繼發性肥胖，是由內分泌失調引起某些疾病而發生
的，少見。

　　另一類為單純性肥胖，遺傳因素、飲食過量、缺少運動、
精神心理、環境因素等都可能對這類肥胖發生作用。

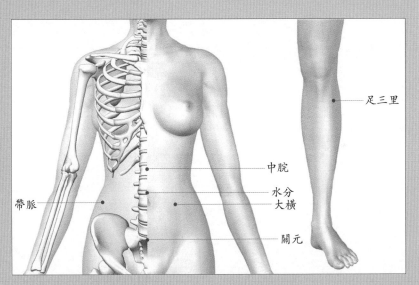

【取穴】

中脘：上腹部，前正中線上，臍中上4寸。

水分：在上腹部，前正中線上，當臍中上1寸。

　　關元：在下腹部，前正中線上，當臍中下3寸。

　　大橫：在腹部，臍中旁開4寸。

　　帶脈：在側腹部，章門下1.8寸，當第11肋游離端下方垂線與臍水平線的交點上。

　　足三里：屈膝，當犢鼻下3寸，距脛骨前緣1橫指（中指）。

【操作方法】

　　仰臥位，火罐或者真空罐吸拔於中脘、水分、關元、大橫、肥胖點，留罐10分鐘左右，坐位取罐吸拔帶脈、足三里，留罐15～20分鐘。每日或隔日1次，10次為1個療程。

【生活注意】

　　1. 睡眠要充足。

　　2. 每天應進行充分的體力活動。

　　3. 適當進食粗糧。

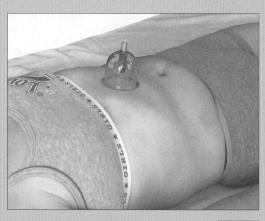

拔中脘

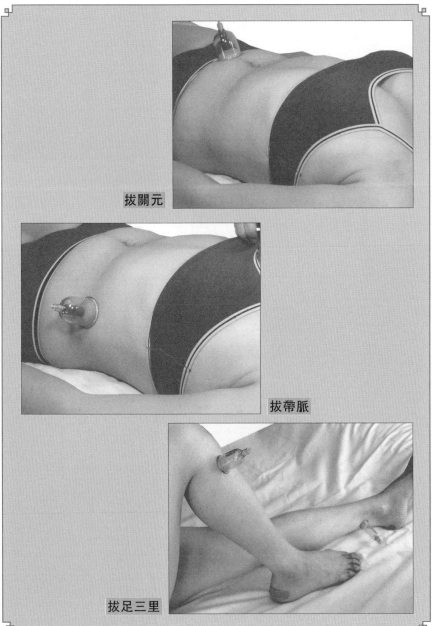

拔關元

拔帶脈

拔足三里

青春痘

　　青春痘又叫「痤瘡」或「粉刺」，是由於毛囊及皮脂腺阻塞、發炎所引發的一種皮膚病。主要是由於內分泌失調，體內雄性激素分泌過剩，促使皮脂分泌增多等所致。

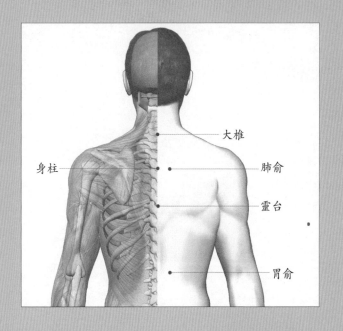

大椎
身柱
肺俞
靈台
胃俞

【取穴】

身柱：在背部，第3胸椎棘突下凹陷中，後正中線上。
靈台：在背部，第6胸椎棘突下凹陷中，後正中線上。
大椎：背部，後正中線上，第7頸椎棘突下凹陷中。

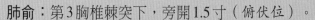

肺俞：第3胸椎棘突下，旁開1.5寸（俯伏位）。

胃俞：第12胸椎棘突下，旁開1.5寸。

【操作方法】

俯臥位，取合適大小火罐或者真空罐，火罐法或抽氣法吸拔於上述穴位，留罐10～15分鐘，每日1次，7次為1個療程。

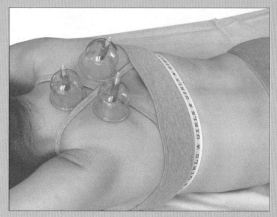

拔大椎、肺俞

【生活注意】

1. 少吃油膩、辛辣的食物，多喝水。

2. 有充足的睡眠時間。做好防輻射措施。

身體過瘦

　　身體過瘦是指人的體重低於標準體重的20％。可發生於任何年齡。中醫認為消瘦多由先天不足、素體虛弱、飲食偏嗜、營養不足；或情感抑鬱、憂慮過度、脾失健運、氣血乏源、腎精不足、精不化血、氣血虧虛而致。

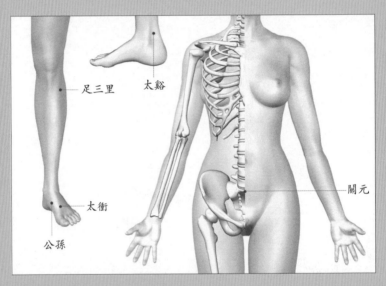

足三里　　太谿

太衝

公孫

關元

【取穴】

　　關元：在下腹部，前正中線上，當臍中下3寸。

　　足三里：屈膝，當犢鼻下3寸，距脛骨前緣1橫指（中指）。

公孫：在足內側，第1蹠骨底的前下緣赤白肉際處。

太衝：在足背部，當第1蹠骨間隙的後方（近端）凹陷處。

太谿：在踝後內側，內踝尖與跟腱之間的凹陷中。

【操作方法】

關元、足三里閃火拔罐或者真空拔罐，留罐10～15分鐘。

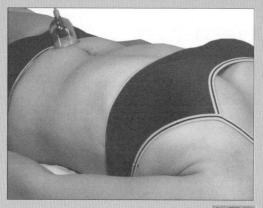

拔關元

【生活注意】

1. 生活有規律，鍛鍊身體。保持心情舒暢。
2. 積極治療原發病。
3. 多吃含蛋白和脂肪豐富的食物。改變不良嗜好，戒菸。

美 腿

美腿是指美麗、性感、修長的腿形美。包括大腿美、小腿美、美足、腿形美。腿的長短與肥瘦是決定腿部美醜的兩大因素。如果腿部贅肉過多、大腿與小腿粗細不均勻都會影響美觀。美腿不僅具有先天性因素，同時由後天的彌補也可以修得迷人腿形，方法多樣。

【取穴】

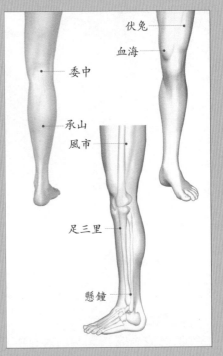

委中：在膕橫紋中點，當股二頭肌肌腱與半腱肌肌腱的中間。

承山：在小腿後側，腓腸肌兩肌腹與跟腱交角處。

風市：在大腿外側部的中線上，當膕橫紋上7寸。

懸鐘：在小腿外側，當外踝尖上3寸，腓骨前緣。

伏兔：在大腿前面，當髂前上棘與髕底外側端的連線上，髕底上6寸。

足三里：屈膝，當犢鼻下3寸，距脛骨前緣1橫指（中指）。

血海：屈膝，在大腿內側，髕底內側端上2寸，當股四頭

肌內側頭的隆起處。

【操作方法】

針罐法，針刺穴位，將罐拔在以針為中心的部位上，留罐20分鐘，待皮膚紅潤、充血或瘀血時，起罐，然後出針。

【生活注意】

1. 在飲食上要做到低脂肪和高纖維相結合。如多吃些蔬菜和水果，少吃富含脂肪的食物。

2. 積極堅持鍛鍊身體。治療原發疾病。

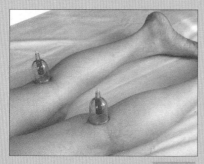

拔委中

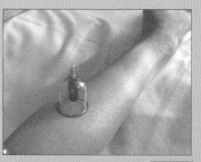

拔承山

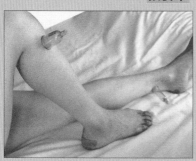

拔足三里

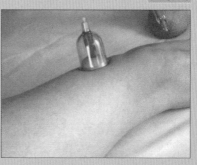

拔血海

纖　腰

　　腰部曲線是身體曲線美的關鍵。腰、腹肥肉一直是很多現代女性的痛苦，而且隨著年齡的增長，腰、腹部的贅肉更是越來越難減掉。原因在於人體激素的分泌會改變，這會促進身體內多餘的熱量轉化為脂肪向腰、腹部堆積。

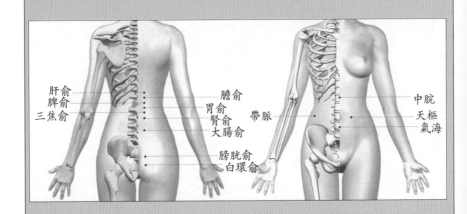

【取穴】

中脘：上腹部，前正中線上，臍上4寸。

天樞：在腹中部，臍中旁開2寸。

帶脈：在側腹部，章門下1.8寸，當第11肋游離端下方垂線與臍水平線的交點上。

氣海：在下腹部，前正中線上，當臍中下1.5寸。

肝俞：第9胸椎棘突下，旁開1.5寸。

膽俞：第 10 胸椎棘突下，旁開 1.5 寸。

脾俞：第 11 胸椎棘突下，旁開 1.5 寸。

胃俞：第 12 胸椎棘突下，旁開 1.5 寸。

腎俞：第 2 腰椎棘突下，旁開 1.5 寸。

大腸俞：在腰部，當第 4 腰椎棘突下，旁開 1.5 寸。

三焦俞：在腰部，當第 1 腰椎棘突下，旁開 1.5 寸。

膀胱俞：骶部，當骶正中嵴旁開 1.5 寸。平第 2 骶後孔。

白環俞：在骶區，橫平第 4 骶後孔，骶正中脊旁開 1.5 寸。

【操作方法】

在背部肝俞、膽俞、脾俞、胃俞、腎俞、大腸俞、三焦俞、膀胱俞、白環俞穴位使用走罐，以皮膚潮紅為宜。餘穴採用閃火拔罐或者真空罐，留罐 15 分鐘。

【生活注意】

1. 日常生活中要注意多做健美鍛鍊。

2. 控制飲食，養成良好的生活習慣。不要暴飲暴食、少喝碳酸飲料，不要常吃薯條，不要一直嚼口香糖、少吃鹽。

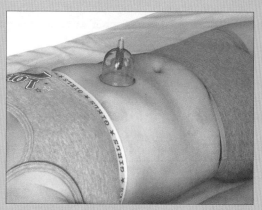

拔中脘

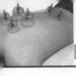
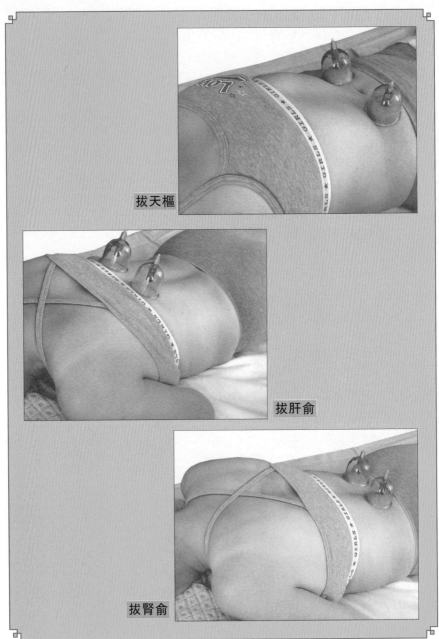

拔天樞

拔肝俞

拔腎俞

皮膚暗沉

除了天生女性的皮膚比較黑外，有些女性的皮膚受外部環境影響變得很黯沉，還有一些疾病也可以導致皮膚暗沉。中國醫學實踐證明，經過細心地呵護，皮膚是可以恢復白皙、光滑的。皮膚的新陳代謝一旦停滯，角質層便開始增厚，皮膚整體也變得沒有透明感，呈現暗沉狀態。

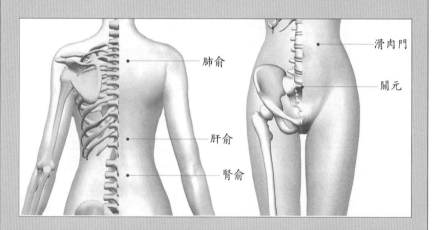

【取穴】

肺俞：第3胸椎棘突下，旁開 1.5寸（俯伏位）。

肝俞：第9胸椎棘突下，旁開 1.5寸。

腎俞：第2腰椎棘突下，旁開 1.5寸。

滑肉門：在上腹部，當臍中上 1寸，距前正中線2寸。

關元：在下腹部，前正中線上，當臍中下3寸。

【操作方法】

俯臥位，背部俞穴肺俞、肝俞、腎俞用閃罐法拔出潮紅色後再在該俞穴留罐10～15分鐘，然後仰臥位閃罐法拔罐於滑肉門、關元，隔日1次，10次為1個療程。

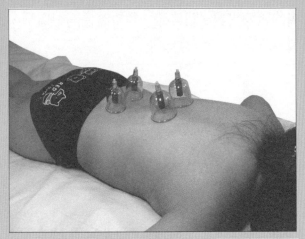

拔肝俞、腎俞

【生活注意】

1. 可補充對皮膚有潤澤作用的食品，比如紅棗、黃豆、芝麻等。少食刺激辛辣食物。

2. 積極鍛鍊身體，培養體育愛好。戒菸，勞逸結合，注意睡眠。

3. 注意皮膚保養，減少強紫外線照射。

妊娠紋

　　經產婦和一些肥胖者的小腹，多在肚臍周圍，或者肚臍以下，腹股溝以上部位，出現寬窄不同、長短不一白色或銀白色的有光澤的疤痕線紋，即妊娠紋。

　　實驗證明運用拔罐技術，對腹部的腧穴進行良性刺激，有利於修復彈力纖維，去除妊娠紋。

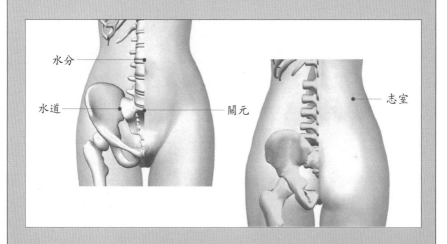

【取穴】

水分：在上腹部，前正中線上，當臍中上 1 寸。

水道：在下腹部，當臍中下 3 寸，距前正中線 2 寸。

關元：在下腹部，前正中線上，當臍中下 3 寸。

志室：在腰部，當第 2 腰椎棘突下，旁開 3 寸。

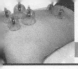
【操作方法】

俯臥位，先用閃罐法在志室拔出潮紅後再定位留罐，留罐10～15分鐘。仰臥位，在水分、水道、關元處留罐10～15分鐘。然後將火罐用閃火法拔在妊娠紋上，順妊娠紋走向進行走罐，不要橫紋切拉，每次走罐為15～20分鐘。

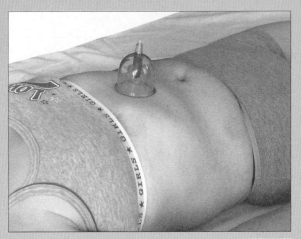

拔關元

【生活注意】

1. 合理安排飲食，補益氣血。

2. 平日多服用含有膠原蛋白的食物，如豬腳等。培養體育愛好，堅持鍛鍊身體。

皸 裂

　　皸裂，就是人們平常所說的「裂口子」，多於寒冷、乾燥季節，發生於手、足，又稱手足皸裂。多見於掌面、十指尖、手側、足側、足跟等處，可見長短不一，深淺不等的裂隙，輕者僅為乾燥、皸裂；重者裂口深達真皮，易出血，疼痛。

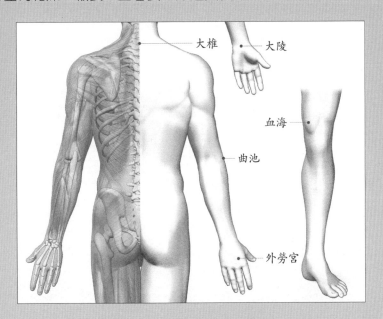

大椎

大陵

血海

曲池

外勞宮

【取穴】

大椎：在後正中線上，第7頸椎棘突下凹陷中。

曲池：屈肘，肘橫紋外側端與肱骨外上髁連線中點。

大陵：在手掌面的腕橫紋正中，兩筋之間凹陷中。

外勞宮：在手背，當第2、第3掌骨之間，掌指關節後 0.5 寸處。

血海：屈膝，在大腿內側，髕底內側端上2寸，當股四頭肌內側頭的隆起處。

【操作方法】

大椎穴用閃罐法反覆多次，至局部潮紅後，留罐15分鐘。火罐拔罐於大陵、勞宮、曲池、血海，留罐15分鐘，隔日1次，10次為1個療程。

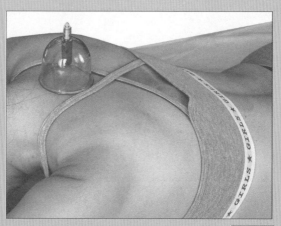

拔大椎

【生活注意】

1. 加強鍛鍊身體，增強氣血運行是關鍵。

2. 冬季注意手足的保暖，可在手部塗護手油。使用強刺激性用品時注意戴手套保護。

口　臭

　　口臭是指從口腔或鼻、鼻竇、咽所散發出的臭氣，它嚴重影響人們的社交和心理健康，世界衛生組織已將口臭作為一種疾病。調查顯示，中國口臭患病率為27.5％，西方國家為50％。

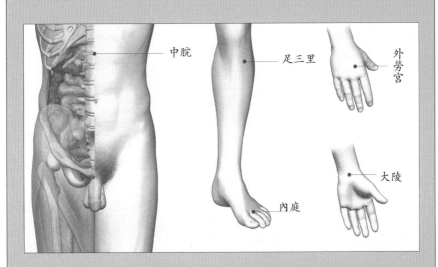

【取穴】

　　大陵：在腕橫紋的中點處，當掌長肌腱與橈側腕屈肌腱之間。

　　外勞宮：在手背，當第2、第3掌骨之間，掌指關節後0.5寸處。

中脘：上腹部，前正中線上，臍中上4寸。

足三里：當犢鼻下3寸，距脛骨前緣1橫指（中指）。

內庭：在足背，當第2、第3趾間，趾蹼緣後方赤白肉際處。

【操作方法】

俯臥位，用閃罐法在大陵、勞宮、中脘、足三里、內庭穴上拔出潮紅，再行留罐10～15分鐘，隔日1次。

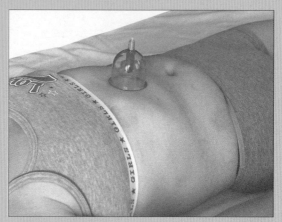

拔中脘

【生活注意】

1. 治療原發疾病。

2. 保持口腔清潔衛生，飲後刷牙漱口。

3. 少吃辛辣及有異味的食物如蔥、蒜等。多吃水果和蔬菜。

口唇青紫

　　正常人的口唇色澤紅潤，是胃氣充足、氣血調和的表現。唇色青紫是指口唇出現深紫色或青淡紫色。

　　中醫認為，唇色青紫多屬血瘀證，由心氣、心陽虛衰或痰阻等因素導致氣滯血瘀，心脈瘀阻，氣血不能上榮所致，也可見於陽虛、寒極等證。

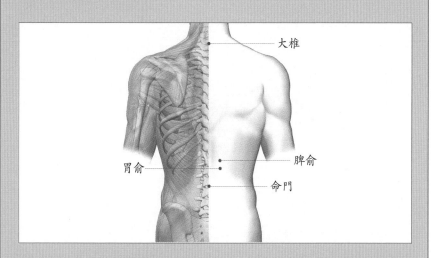

大椎

脾俞

命門

胃俞

【取穴】

大椎：在後正中線上，第7頸椎棘突下凹陷中。

脾俞：第 11 胸椎棘突下，旁開 1.5 寸。

胃俞：第 12 胸椎棘突下，旁開 1.5 寸。

命門：在腰部，當後正中線上，第2腰椎棘突下凹陷中。

【操作方法】

俯臥位，用閃罐法拔出潮紅，再行留罐 10～15 分鐘，隔日 1 次。

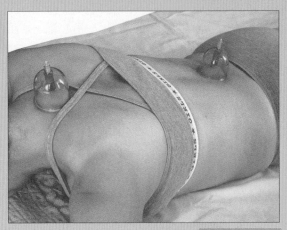

拔大椎、命門

【生活注意】

1. 生活起居規律。保持身心舒暢。

2. 不可濫用化妝品，尤其是劣質化妝品。

3. 健康飲食、戒菸少酒。注意勞逸結合，培養體育愛好，堅持鍛鍊。

第四章

拔罐治療常見病

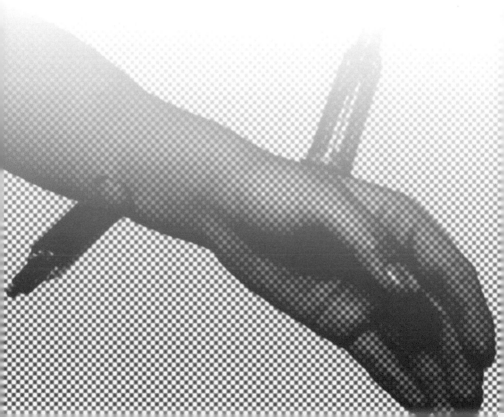

感 冒

　　感冒是一種以外感風邪為主的發熱性疾病。一年四季皆可發病，以冬春寒冷季節及氣候驟變為多。相當於現代醫學的上呼吸道感染性疾病。若惡寒重、發熱輕、無汗、流清涕、痰稀色白、口不渴、舌苔薄白，為風寒感冒；若惡寒輕、發熱重、有汗、流濁涕、痰黃稠、口渴、舌苔薄黃，為風熱感冒；若發熱、汗出熱不解、鼻塞、流濁涕、頭昏、身重倦怠、心煩口渴、胸悶欲嘔、尿短赤、舌苔黃膩，為暑濕感冒。

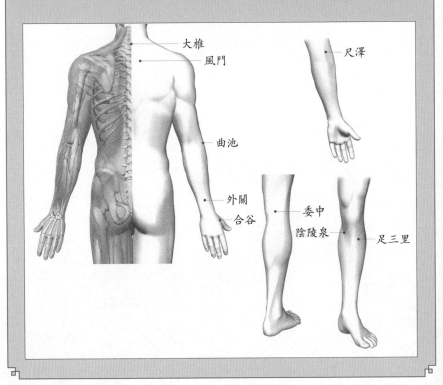

【取穴】

大椎：在後正中線上，第7頸椎棘突下凹陷中。

風門：在背部，當第2胸椎棘突下，旁開1.5寸。

合谷：手背第1、2掌骨之間，當第2掌骨橈側緣的中點。

足三里：當犢鼻下3寸，距脛骨前緣1橫指（中指）。

外關：腕背橫紋上2寸，橈骨與尺骨之間凹陷中。

尺澤：在肘前側，肘橫紋上，肱二頭肌腱橈側緣凹陷中。

陰陵泉：在小腿內側，脛骨內側髁後下方凹陷中。

曲池：屈肘，肘橫紋外側端與肱骨上髁連線中點。

委中：在膝後區，膕橫紋中點，半腱肌與半腱肌腱中點。

【操作方法】

風寒感冒採用單純拔罐法；風熱感冒、暑濕感冒採用刺絡拔罐法。風寒感冒在風池、風門、外關處拔罐後留罐；風熱感冒先點刺大椎，之後在風池、尺澤用單純拔罐；暑濕感冒先點刺大椎和委中，再在諸穴上拔罐治療。留罐5～10分鐘，每日1次，病癒即止。

【生活注意】

1. 拔罐法治療感冒，如感冒初起進行拔罐，一般1次即可獲痊癒。感冒症狀較重者，拔罐1～3次也會明顯好轉或痊癒。

2. 配合藥物治療，並要加強體育鍛鍊，以增強抗病能力。

3. 鹽水漱口，每日早晚、餐後用淡鹽水漱口，以清除口腔病菌。

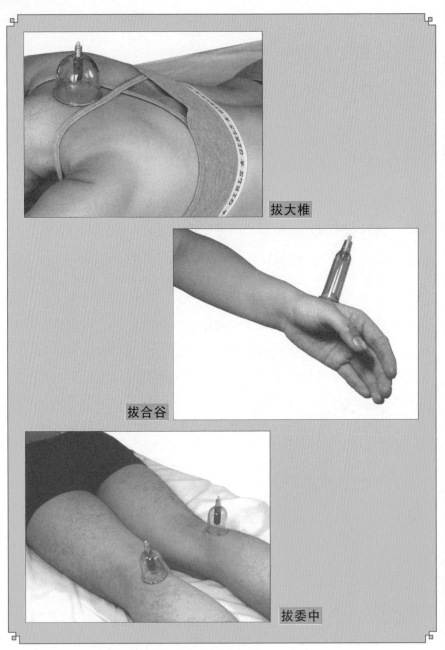

拔大椎

拔合谷

拔委中

慢性支氣管炎

　　慢性支氣管炎是由於感染或非感染因素引起氣管、支氣管黏膜及周圍組織的慢性非特異性炎症。臨床上以咳嗽、痰多、氣促等症狀及反覆發作的慢性過程為特徵，是老年人的常見病、多發病。臨床表現為咳嗽，氣喘，咳痰。

　　咳嗽聲音較重，咽癢，咳痰較稀薄，色白，鼻塞，流清涕，肢體酸痛，怕冷，發熱等症者，為風寒咳嗽；咳嗽頻繁、劇烈，氣粗或咳聲沙啞，咳痰不爽，痰黏稠或稠黃，口渴等症者，為風熱咳嗽；乾咳，連聲作嗆，無痰或有少量黏痰，不易咳出，唇鼻乾燥，或痰中帶有血絲等症者，為風燥咳嗽；咳嗽反覆發作，咳聲重濁，痰多，痰出咳止舌苔白膩等，為痰濕蘊肺；咳時面赤，上氣咳逆陣作，症狀隨情緒波動而變化，舌苔薄黃少津等，為肝火犯肺。

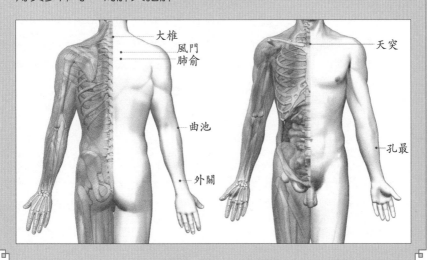

【取穴】

天突：在頸部，當前正中線上，胸骨上窩中央。

肺俞：第3胸椎棘突下，旁開1.5寸（俯伏位）。

大椎：在後正中線上，第7頸椎棘突下凹陷中。

風門：在背部，當第2胸椎棘突下，旁開1.5寸。

曲池：屈肘，肘橫紋外側端與肱骨上髁連線中點。

孔最：在前臂掌面橈側，當尺澤與太淵連線上，腕橫紋上7寸。

外關：腕背橫紋上2寸，橈骨與尺骨之間凹陷中。

【操作方法】

風寒者大椎用梅花針以輕度手法叩刺大椎，以稍有出血點為度，然後拔罐，出血量以較少血點冒出皮膚為準，天突和肺俞用單純拔罐法；風熱者大椎、曲池用梅花針以輕度手法叩刺穴位，以出血點較多為度，然後拔罐，出血量以較多血點冒出皮膚為準，風門、肺俞用單純拔罐法；風燥者用梅花針以輕度手法叩刺穴位，以出血點較多為度，然後拔罐，出血量以較多血點冒出皮膚為準。留罐10分鐘，每日1次。

【生活注意】

1. 拔罐治療急性支氣管炎療效較好，但必須及時治療，徹底治癒，防止轉化成慢性。

2. 加強戶外體育鍛鍊，增強體質，注意保暖。注射流感疫苗。戒除菸酒。

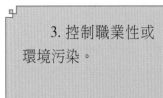

3. 控制職業性或
環境污染。

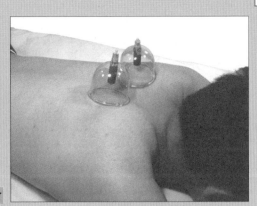

拔肺俞

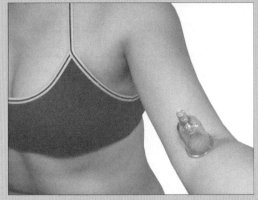

拔曲池

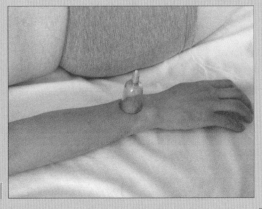

拔外關

支氣管哮喘

支氣管哮喘是一種以發作性胸悶咳嗽，大多呈典型呼吸性困難伴哮鳴音為臨床特徵的常見慢性病。呼吸急促，喉中哮鳴有聲，胸膈滿悶如塞，咳嗽，痰少咳吐不爽，清稀呈泡沫狀，口不渴或渴喜熱飲，面色晦暗帶青色，形寒怕冷，小便清，天冷或受寒易發等症，為寒哮；氣粗息湧，喉中痰鳴如吼，胸脅脹悶，咳痰色黃，黏濁稠厚，煩悶不安，面赤，口渴喜飲等症，為熱哮；咳喘氣短，稍運動則加劇，咳聲較低，痰多清稀，神疲乏力，食慾減退，大便稀薄，舌淡苔薄白等症，為虛哮。

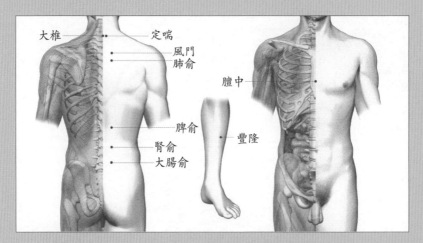

【取穴】

定喘：在背部，當第7頸椎棘突下，旁開0.5寸。

風門：在背部，當第2胸椎棘突下，旁開1.5寸。

肺俞：第3胸椎棘突下，旁開1.5寸（俯伏位）。

膻中：胸部，前正中線上，兩乳頭連線的中點，平第4肋間隙。

大椎：在後正中線上，第7頸椎棘突下凹陷中。

豐隆：在小腿前外側，當外踝尖上8寸，條口外側，距脛骨前緣2橫指（中指）。

脾俞：第11胸椎棘突下，旁開1.5寸。

大腸俞：在腰部，當第4腰椎棘突下，旁開1.5寸。

腎俞：第2腰椎棘突下，旁開1.5寸。

【操作方法】

寒哮採用火罐法；熱哮採用刺絡拔罐法；虛哮採用走罐配合留罐法。寒哮在定喘、風門、肺俞、膻中處拔罐以皮膚出現瘀血為度；熱哮選大椎、風門、肺俞、豐隆穴用梅花針在各穴輕叩刺，待微出血為度，再拔罐，以局部有少量血點冒出皮膚為度；虛哮先在膀胱經從脾俞穴到大腸俞穴上塗抹萬花油，用大號玻璃罐走罐，待皮膚出現紅色痧點為度，將罐具留在大椎、肺俞、脾俞、腎俞等穴位。留罐10分鐘，每日1次，10次為1個療程，2個療程間隔5天。

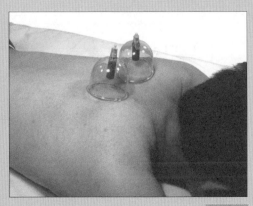

拔肺俞

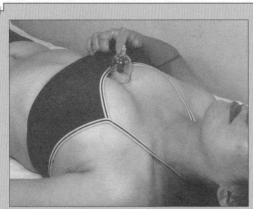

拔膻中

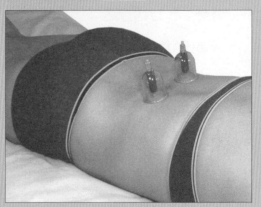

拔腎中

【生活注意】

1. 輕度哮喘用單純拔罐法治療，重度哮喘應配合藥物治療。

2. 加強鍛鍊，增強體質，避免接觸過敏源，注意保暖，防止感冒。避免精神緊張和疲勞。

3. 忌生冷、辛辣、肥甘等食物，給予營養豐富的清淡飲食，多吃水果和蔬菜，忌食易引起哮病發作的食物如魚、蝦、蛋等。

胃下垂

胃下垂是指以胃小彎角切跡低於髂嵴連線以下，十二指腸球部向左偏移為首要體徵的一種病症。

胃下垂的病因先天為稟賦薄弱，體質虛虛；後天則為飲食失調，久病或產育過多等。其病位在脾胃，主要病機可概括為虛和瘀，而以虛為主。　稟賦素虛，思慮傷脾，致脾虛氣陷，健運失司，肌肉不堅，胃腑失固而下垂，或因素體陰虛，過食寒涼傷脾，經筋失養而下垂。血瘀多因氣虛日久，運血無力，或久病入絡，血脈不通，而變生瘀血。

臨床表現：腹脹滿、食慾不振、胃痛、胃下墜感。

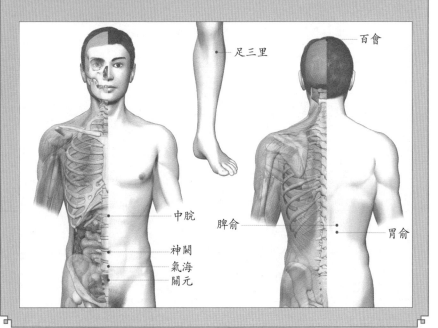

足三里

百會

中脘

神闕

氣海

關元

脾俞

胃俞

【取穴】

百會：在頭部，當前髮際正中直上5寸，兩耳尖連線中點。

脾俞：第11胸椎棘突下，旁開1.5寸。

中脘：在上腹部，前正中線上，當臍中上4寸。

關元：在下腹部，前正中線上，當臍中下3寸。

足三里：當犢鼻下3寸，距脛骨前緣1橫指（中指）。

胃俞：第12胸椎棘突下，旁開1.5寸。

氣海：在下腹部，前正中線上，當臍中下1.5寸。

神闕：在上腹部，臍中央。

【操作方法】

中氣下陷採用灸罐法；脾胃虛寒採用單純拔罐法。中氣下陷型百會、關元、氣海用艾條行溫和灸20分鐘，以皮膚感覺溫熱、舒適感為度，後（除百會外）拔罐；脾胃虛寒型選脾俞、胃俞、氣海、神闕各穴留罐10分鐘，每日1次，10次為1個療程。

【生活注意】

1. 加強營養，少食多餐，禁肥甘、辛辣刺激之品，飯後要平躺30分鐘，不做運動。

2. 適當進行腹肌鍛鍊。不參加重體力勞動和劇烈活動，特別是進食後。飯後散步，有助胃下垂的康復。

3. 保持樂觀情緒。

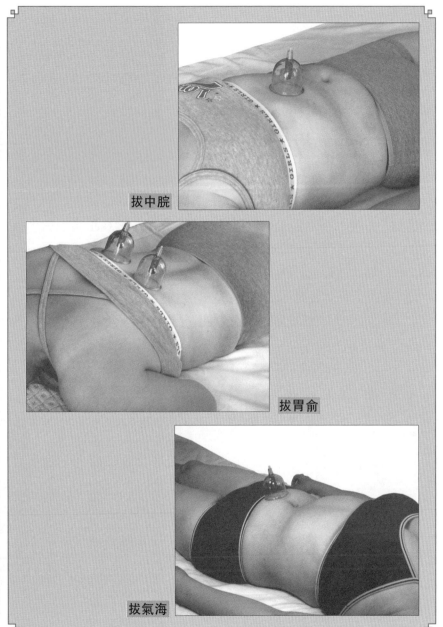

拔中脘

拔胃俞

拔氣海

呃 逆

呃逆俗稱「打嗝」，是指氣逆上沖，喉間呃呃連聲，聲短而頻繁，不能自制的一種疾病，甚則妨礙談話、咀嚼、呼吸等。

中醫認為病位在膈，病變臟腑為胃，並與肺、肝、腎有關，病機為胃氣上逆動膈。肺胃同主降，若肺胃之氣逆，皆可使膈間氣機不暢，氣上出於喉間，而生呃逆；飲食不當，情志不遂，憂思傷脾或素有痰飲內停，皆可發為呃逆。年高體弱，或大病久病等可損傷中氣而發生呃逆。若病深及腎，腎失攝納，沖氣上乘，挾胃氣上逆動膈，也可導致呃逆。

臨床表現：喉間呃呃連聲，聲音短促，不能自制。

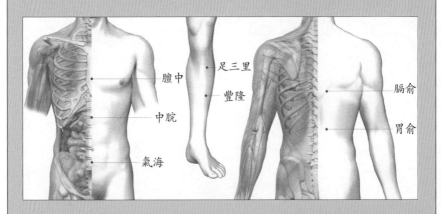

膻中　足三里　豐隆　中脘　氣海　膈俞　胃俞

【取穴】

膈俞：第7胸椎棘突下，旁開 1.5 寸。

胃俞：第12胸椎棘突下，旁開1.5寸。

足三里：當犢鼻下3寸，距脛骨前緣1橫指（中指）。

豐隆：在小腿前外側，當外踝尖上8寸，條口外側，距脛骨前緣2橫指（中指）。

膻中：胸部，前正中線上，兩乳頭連線的中點，平第4肋間隙。

中脘：在上腹部，前正中線上，當臍中上4寸。

氣海：在下腹部，前正中線上，當臍中下1.5寸。

【操作方法】

走罐法，俯臥位，塗適量的潤滑油，用閃火罐法沿著膀胱經的膈俞至胃俞來回走罐，至皮膚出現紅色瘀血為度。再仰臥位，用同樣的方法在足陽明胃經的足三里至豐隆穴走罐，至皮膚出現紅色瘀血為度，然後用閃火法在任脈的膻中、中脘、氣海穴拔罐。每穴搖罐30次，每週治療2次，5次為1個療程。

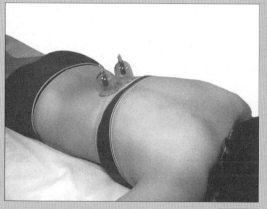

拔胃俞

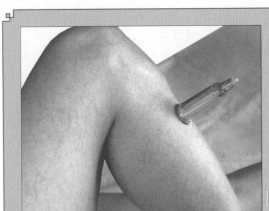

拔足三里

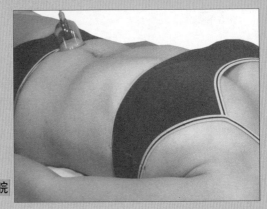

拔中脘

【生活注意】

1. 少食生冷食物，不暴飲暴食。

2. 注意胃脘部保暖，調適情志，心情開朗，多做戶外鍛鍊。

3. 如呃逆見於危重病後期，正氣虛敗，呃逆不止，飲食不進，出現虛脫傾向者，預後不良，應及時送醫院診治。

胃、十二指腸潰瘍

　　胃與十二指腸潰瘍又稱消化性潰瘍,是一種常見病和多發病。症狀特徵為反覆發作的中上腹疼痛,呈週期性、節律性,可伴泛酸、噁心、嘔吐等,嚴重者有穿孔、幽門梗阻、癌變等併發症。本病可見於任何年齡,以青壯年發病者居多,男性多於女性。消化性潰瘍屬中醫的「胃痛」、「嘔吐」等範疇。

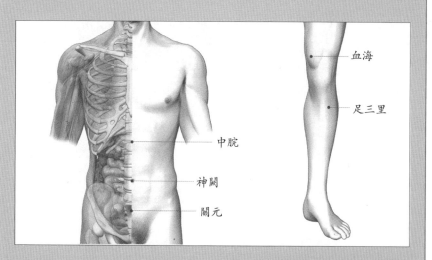

【取穴】

中脘:在上腹部,前正中線上,當臍中上4寸。
神闕:在上腹部,臍中央。
關元:在下腹部,前正中線上,當臍中下3寸。
血海:屈膝,在大腿內側,髕底內側端上2寸,當股四頭

肌內側頭的隆起處。

足三里：當犢鼻下3寸，距脛骨前緣1橫指（中指）。

【操作方法】

脾胃虛寒先用艾條灸中脘、神闕、關元各15分鐘，最後進行拔罐，瘀血內停選中脘、血海、足三里拔罐後留罐10分鐘，每日1次，5次為1個療程。

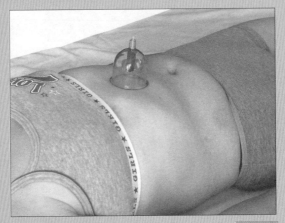

拔中脘

【生活注意】

1. 對劇烈腹痛的患者要注意鑒別，特別是伴有面色蒼白、冷汗淋漓、四肢發涼症狀者，要考慮有胃穿孔、腹膜炎、宮外孕等急症的可能，應立即送醫院診療。

2. 日常起居要有規律，不貪食生冷食物，不暴飲暴食，注意腹部保暖，免受風寒侵襲。

慢性胃炎

　　慢性胃炎是由各種病因引起的胃黏膜慢性炎症。

　　實證以胃脘部暴痛，痛勢較劇，痛處拒按，饑時痛減，納後痛增為主，兼胃痛得溫痛減，遇寒則痛增者，為寒邪犯胃；胃脘脹滿疼痛，噯腐吞酸，嘈雜不舒，嘔吐等，為飲食停滯；胃脘脹滿，脘痛連脅，噯氣頻頻，因情志因素而誘發，喜太息等，為肝氣犯胃；胃痛拒按，痛有定處，食後痛甚，舌瘀點瘀斑等，為氣滯血瘀。

　　虛證以上腹胃脘部疼痛隱隱，痛處喜按，空腹痛甚，納後痛減為主，兼泛吐清水，喜暖，大便溏薄，神疲乏力等，為脾胃虛寒；胃脘灼熱隱痛，似饑而不欲食，咽乾口燥，舌紅少津等，為胃陰不足。

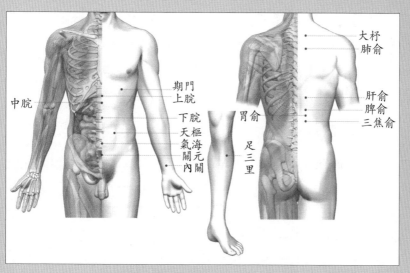

【取穴】

上脘：在上腹部，臍中上5寸，前正中線上。

中脘：在上腹部，前正中線上，當臍中上4寸。

下脘：在上腹部，臍中上2寸，前正中線上。

天樞：在上腹部，臍中旁開2寸。

內關：在前臂前側，腕掌側橫紋上2寸，掌長肌腱與橈側腕屈肌腱之間。

足三里：當犢鼻下3寸，距脛骨前緣1橫指（中指）。

肝俞：第9胸椎棘突下，旁開1.5寸。

期門：在前胸部，第6肋間隙，前正中線旁開4寸。

脾俞：第11胸椎棘突下，旁開1.5寸。

胃俞：第12胸椎棘突下，旁開1.5寸。

氣海：在下腹部，前正中線上，當臍中下1.5寸。

關元：在下腹部，前正中線上，當臍中下3寸。

肺俞：第3胸椎棘突下，旁開1.5寸（俯伏位）。

三焦俞：在腰部，當第1腰椎棘突下，旁開1.5寸。

大杼：在背部，第1胸椎棘突下緣，後正中線旁開1.5寸。

【操作方法】

脾胃虛寒型在脾俞、胃俞、氣海、中脘、關元拔罐後加溫灸中脘、氣海、關元15～20分鐘，以局部皮膚紅暈，有溫熱感為度；其餘三型在穴位處拔罐後，胃氣壅滯選中脘、上脘、下脘、天樞；肝胃氣滯選肝俞、足三里、中脘；胃陰虛選胃俞、三焦俞、脾俞、大杼。留罐10分鐘，每日1次，10次為1個療程。

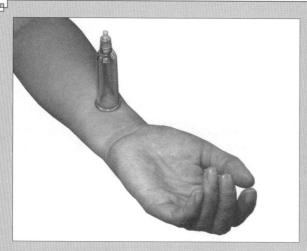

拔內關

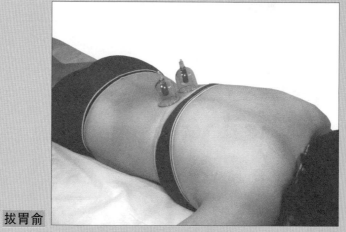

拔胃俞

【生活注意】

1. 堅持多療程拔罐。

2. 日常生活起居要有規律，注意飲食調配。

3. 多做戶外活動，保持精神樂觀。

冠心病

　　冠狀動脈性心臟病簡稱冠心病，是指由於脂質代謝不正常，血液中的脂質沉著在光滑的動脈內膜上，動脈內膜上脂類物質堆積而成白色斑塊，稱為動脈粥樣硬化。斑塊漸漸增多造成動脈腔狹窄，血流受阻，導致心臟缺血，產生心絞痛。

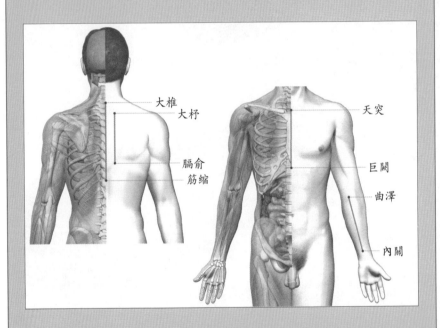

【取穴】

　　足太陽膀胱經的大杼至膈俞，任脈的天突至巨闕，手厥陰心包經的曲澤至內關，督脈的大椎至筋縮，每次選擇任一條。

【操作方法】

在所選擇的經脈上塗適量的潤滑油，選擇適當大小的火罐，用閃火罐法吸拔於上，然後沿著經脈來回推動火罐，至皮膚出現紅色瘀血為度。

療程：隔日治療1次，8次為1個療程。

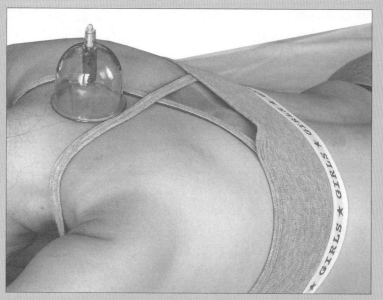

拔大椎

【生活注意】

出現心肌梗塞或心衰時，應臥床休息，並給予中西醫結合治療。

膽囊炎

　　急性膽囊炎是指細菌感染、高度濃縮的膽汁或反流入膽囊的胰液的化學刺激所致的急性炎症性疾病，好發於中年肥胖者，女性比男性多；慢性膽囊炎是由於長期的慢性炎症或急性炎症反覆發作，使膽囊纖維化萎縮或增生肥厚、囊腔縮小、功能喪失，多數由膽囊結石引起，少數為慢性非膽石性膽囊炎如感染、胰液反流等所致。

　　兼有上腹隱痛，口苦咽乾，不思進食，舌苔薄白等，為氣鬱型；有上腹絞痛，腹痛拒按，寒戰高熱，舌紅苔黃等，為濕熱型；有持續上腹疼痛，黃疸，出血，神志淡漠，舌紅絳等，為膿毒型。

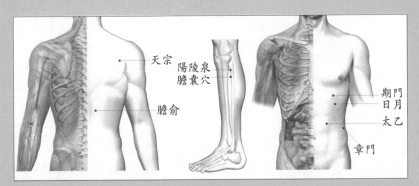

【取穴】

膽俞：第 10 胸椎棘突下，旁開 1.5 寸。

天宗：在肩胛區，約當肩胛岡中點與肩胛骨下角連線上 1/3

與下2/3交點凹陷處。

　　陽陵泉：在小腿外側，腓骨頭前下方凹陷中。

　　期門：在前胸部，第6肋間隙，前正中線旁開4寸。

　　日月：在前胸部，第7肋間隙中，前正中線旁開4寸。

　　章門：在側腹部，當第11肋骨游離端的下際。

　　太乙：在上腹部，臍中上2寸，前正中線旁開2寸。

　　膽囊穴：正坐或側臥位時，在小腿外側上部，當腓骨小頭前下方凹陷處（陽陵泉）直下2寸。

【操作方法】

　　用真空罐或火罐對準穴位，將罐拔放在穴位處。留罐10分鐘，每天1次。

【生活注意】

　　1. 病情嚴重者應住院治療。

　　2. 注意與心絞痛鑒別。膽囊炎或心絞痛發作時，可有肩部疼痛，膽囊炎伴右肩背痛，心絞痛伴左肩臂痛。只要認真查問病史和檢查，不難發現膽囊炎或心絞痛症狀，即可證實。

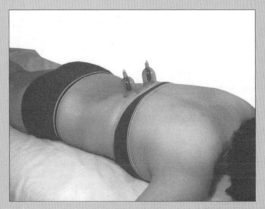

拔膽俞

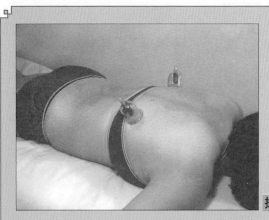

拔天宗

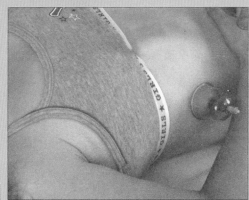

拔章門

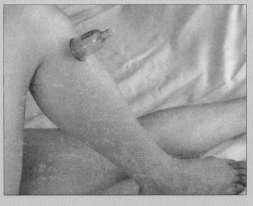

拔膽囊穴

痔 瘡

　　痔瘡是指直腸下端黏膜和肛管遠側段皮下的靜脈曲張而形成的呈半球狀隆起的肉球。發生在肛門內（齒狀線以下）的叫內痔。在肛門外（齒狀線以上）的叫外痔，內外均有的為混合痔。外痔在肛門邊常有增生的皮瓣，發炎時疼痛；內痔便後可見出血，顏色鮮紅，附在糞便外部；痔核可出現疼痛、瘙癢、出血等，大便時會脫出肛門。

　　臨床表現為便血、腫脹、癢痛。

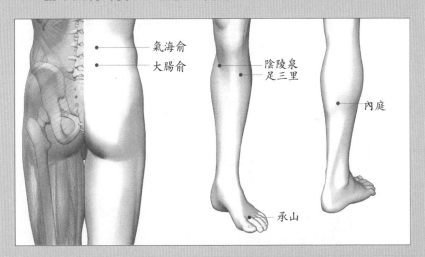

【取穴】

氣海俞：在腰部，當第3腰椎棘突下，旁開 1.5 寸。

大腸俞：在腰部，當第4腰椎棘突下，旁開 1.5 寸。

足三里：當犢鼻下3寸，距脛骨前緣1橫指（中指）。

陰陵泉：在小腿內側，脛骨內側髁後下方凹陷中。

承山：在小腿後側，腓腸肌兩肌腹與跟腱交角處。

內庭：在足背，第2、3趾間，趾蹼緣後方赤白肉際處。

【操作方法】

上述穴位拔罐後，留罐10分鐘，每日1次，5次為1個療程。

【生活注意】

1. 拔罐治療本病期間忌食生、冷、辛辣食物，忌勞累負重，節制房事。

2. 養成定時大便習慣，多吃新鮮水果、蔬菜和粗纖維食品，保持大便暢通。

3. 常做提肛鍛鍊，增強肛門括約肌的功能。

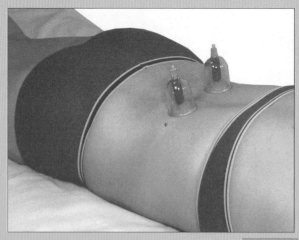

拔氣海俞

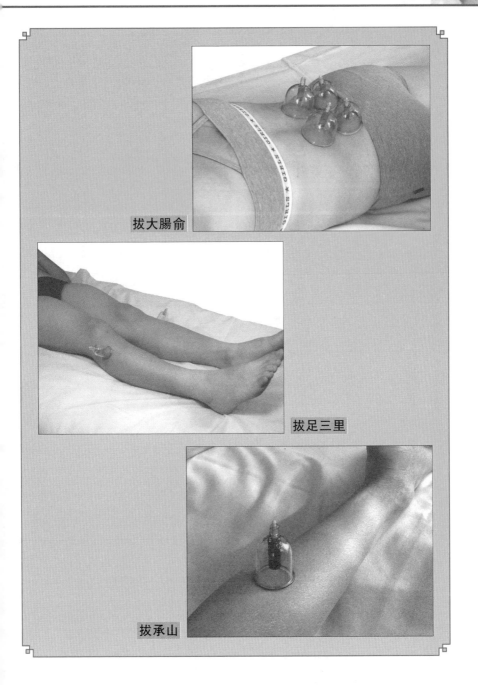

拔大腸俞

拔足三里

拔承山

陽 痿

　　陽痿是指由於虛損、驚恐或濕熱等原因，使宗筋失養而弛縱，引起陰莖痿弱不起，臨房舉而不堅的病症。少數可由器質性病變引起，如睾丸病症及生殖器畸形、損傷等；大多由心理、精神、不良嗜好、慢性疾病等致病。相當於西醫學的性神經衰弱和某些慢性疾病以陽痿為主要表現者。

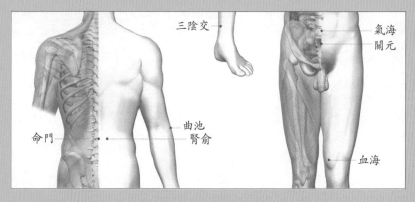

【取穴】

腎俞：第2腰椎棘突下，旁開 1.5 寸。

命門：在腰部，當後正中線上，第2腰椎棘突下凹陷中。

氣海：在下腹部，前正中線上，當臍中下 1.5 寸。

關元：在下腹部，前正中線上，當臍中下 3 寸。

血海：屈膝，在大腿內側，髕底內側端上 2 寸，當股四頭肌內側頭的隆起處。

三陰交：小腿內側，內踝尖上 3 寸，脛骨內側緣後方。

曲池：屈肘，肘橫紋外側端與肱骨上髁連線中點。

【操作方法】

虛證採用灸罐法；實證採用單純拔罐法。虛證先在腎俞、命門、氣海、關元吸拔火罐，留罐10分鐘，起罐後用艾條點燃溫灸各穴15分鐘，以皮膚有溫熱感為宜；實證在血海、三陰交、曲池拔罐後留罐10分鐘，每日1次，10次為1個療程。

【生活注意】

1.本病多數屬於功能性，陽痿患者心理負擔重，解除不良的心理因素，樹立治癒疾病的信心。積極查治可能引發本病的其他疾病。

2.戒除手淫，勿縱慾，戒菸酒，勞逸結合，增加營養，適當鍛鍊，學習性知識，增強性技巧。

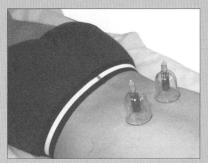

拔腎俞

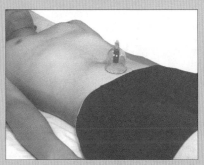

拔血海

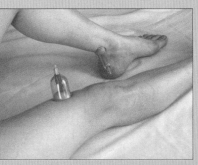

拔氣海

偏頭痛

　　偏頭痛是由於腦血管功能紊亂引起的一種劇烈頭痛，現代西醫稱為血管神經性頭痛。其痛多在一側，呈週期性發作。它是一種可逐步惡化的疾病，發病頻率逐漸增高。

　　本病的發生多見於女性，常在青春期發病，其中部分患者與月經週期有密切關係。

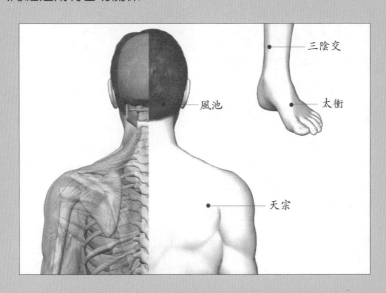

【取穴】

　　天宗：在肩胛區，約當肩胛岡中點與肩胛骨下角連線上1/3與下2/3交點凹陷處。

　　太衝：在足背，第1、2蹠骨間，蹠骨底結合部前方凹陷

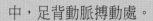

中，足背動脈搏動處。

三陰交：在小腿內側，內踝尖上3寸，脛骨內側緣後際。

風池：項部，當枕骨之下，與風府相平，胸鎖乳突肌與斜方肌上端之間的凹陷處。

【操作方法】

採用針罐刺絡結合法。肝陽上亢型以針用瀉法，先刺患側太衝穴，再刺患側天宗穴，擠出血1滴；氣血虧虛型以針用補法，先刺三陰交，後刺天宗穴，擠出血1滴；氣滯血瘀型針刺患側天宗穴，擠出血4～5滴。針刺後，在天宗穴處取一火罐，用閃火法拔罐，太衝、三陰交、風池只針刺，不拔罐。

每隔1週治療1次，6次為1個療程。

【生活注意】

1. 避免過度勞累和憂慮、焦慮等情緒，謹防眼、耳、鼻及鼻竇、牙齒、頸部等的病變引起。如牙科疾病引起偏頭痛，應首先治牙病。

2. 緩解偏頭疼的方法，冰袋冷敷，躺下休息，按摩頭部，飲用綠茶，靜心冥想，頭纏毛巾。禁忌菸、酒和公雞、螃蟹、蝦等發物。

3. 風、燥、濕熱、暴風雨，明亮耀眼的陽光，寒冷、雷聲等氣候變化均可誘發偏頭痛，注意避風寒，保暖，不要曝曬淋雨，防止誘發致病。

4. 注意規律的睡眠、運動，注意勞逸結合，注意眼睛調節。

神經衰弱

神經衰弱是指大腦由於長期情緒緊張和精神壓力，從而產生精神活動能力的減弱。

臨床表現為睡眠障礙，易興奮、激惹、疲乏，注意力不集中，記憶力減退，植物神經功能紊亂。兼情緒波動，急躁易怒，頭暈頭痛，胸脅脹滿，舌紅，脈弦，為肝鬱化火；心悸健忘，面色無華，易出汗，食慾差，倦怠，舌淡，脈細弱，為心脾虧虛；頭暈耳鳴，腰膝酸軟，五心煩熱，遺精盜汗，舌紅，脈細數，為心腎不交。

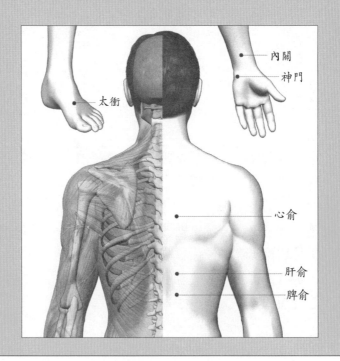

【取穴】

心俞：第5胸椎棘突下，旁開1.5寸。

脾俞：第11胸椎棘突下，旁開1.5寸。

神門：在腕前內側，腕掌側橫紋上，尺側腕屈肌腱的橈側緣。

肝俞：第9胸椎棘突下，旁開1.5寸。

內關：在前臂掌側，當曲澤與大陵連線上，腕橫紋上2寸，掌長肌腱與橈側腕屈肌腱之間。

太衝：在足背，第1、2蹠骨間，蹠骨底結合部前方凹陷中，足背動脈搏動處。

【操作方法】

採用單純拔罐法。留罐10分鐘，每日1次，5次為1個療程。

【生活注意】

1. 調適情志，喜怒有節，開闊心胸，淡泊名利，勞逸結合，起居規律，晚餐清淡，按時睡眠。

2. 積極查治可能引發本病的原發病症。

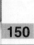

三叉神經痛

　　三叉神經痛是指發生在面部三叉神經分佈區域內，突發的刀割樣、燒灼樣、難以忍受的劇烈疼痛。多發於40歲以上女性，以右側面部為主。三叉神經痛患者常因此不敢擦臉、進食，甚至連口水也不敢下嚥，從而影響正常的生活和工作。面部主要歸手、足三陽經所主，內外因素可使面部手、足陽明及手、足太陽經脈的氣血阻滯，不通則痛，導致本病。

　　本病多與外感邪氣、情志不調、外傷等因素有關。

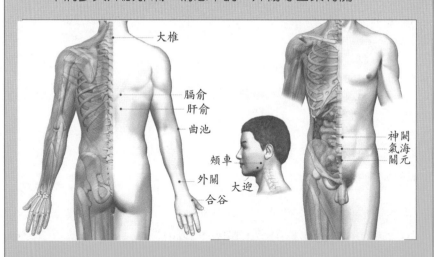

【取穴】

頰車：在面部，下頜角前上方一橫指（中指）。

合谷：手背第1、2掌骨之間，當第2掌骨橈側緣的中點。

大椎：背部，後正中線上，第7頸椎棘突下凹陷中。

曲池：屈肘，肘橫紋外側端與肱骨上髁連線中點。

外關：腕背橫紋上2寸，橈骨與尺骨之間凹陷中。

大迎：在下頜角前方，咬肌附著部的前緣，當面動脈搏動處。

膈俞：第7胸椎棘突下，旁開 1.5 寸。

肝俞：第9胸椎棘突下，旁開 1.5 寸。

神闕：腹中部，臍中心。

氣海：在下腹部，前正中線上，當臍中下 1.5 寸。

關元：在下腹部，前正中線上，當臍中下 3 寸。

【操作方法】

風寒阻絡採用艾灸法、閃罐法；風熱阻絡採用刺絡拔罐法、閃罐法；氣虛血瘀採用灸罐法。風寒阻絡型可用艾條溫和灸合谷、頰車10～15分鐘，以局部紅暈為度，然後拔罐（除風池外）後留罐。另囑患者用熱毛巾濕敷患處，每次15分鐘，每日2～3次；風熱阻絡型可先用梅花針以中度手法叩刺大椎、曲池穴，然後拔罐，以局部較多血點冒出皮膚為度，外關、大迎採用閃罐法；氣虛血瘀型可先用艾條在氣海、關元行溫和灸，以局部皮膚紅暈，有溫熱感為度。還可以用250克食鹽置鍋內炒熱，用布包好，趁熱置於臍上熱熨15分鐘，熱度以患者能耐受為度。留罐10～15分鐘，每日1次，10次為1個療程。

【生活注意】

1. 注意排除腦部占位性病變。

2. 面部保暖防寒，多靜養休息，避免過度勞累。忌食肥

甘、刺激性食物。

3. 適當參加體育運動，吃飯、漱口、說話、刷牙、洗臉動作宜輕柔，以免誘發，不吃刺激性的食物如洋蔥等。

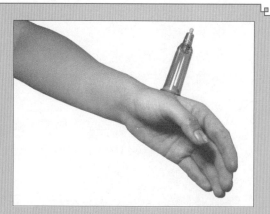

拔合谷

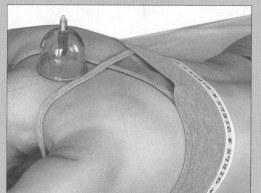

拔大椎

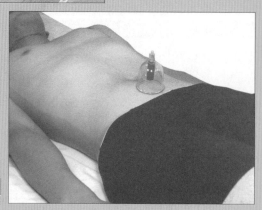

拔氣海

原發性高血壓

　　原發性高血壓以體循環動脈血壓增高為主要臨床特徵，主要指在靜息狀態下動脈收縮壓或舒張壓增高，常伴有脂肪和糖代謝紊亂以及心、腦、腎和視網膜等器官功能性或器質性改變。成年人收縮壓在140毫米汞柱以上，並（或）伴有舒張壓在90毫米汞柱以上，排除繼發性高血壓，並伴有頭痛、頭暈、失眠等症狀，即可確診為原發性高血壓。現代醫學認為，原發性高血壓與年齡、職業、肥胖、高血脂、嗜酒、吸菸有關。

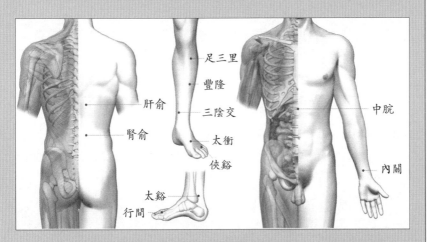

【取穴】

　　肝俞：第9胸椎棘突下，旁開1.5寸。

　　行間：在足背部，當第1、第2趾間，趾蹼緣的後方赤白肉際處。

太衝：在足背部，當第1、2蹠骨結合部前下方凹陷處。

俠谿：在足背外側，當第4、第5趾間，趾蹼緣後方赤白肉際處。

中脘：在上腹部，前正中線上，當臍中上4寸。

內關：在前臂前側，腕掌側橫紋上2寸，掌長肌腱與橈側腕屈肌腱之間。

足三里：屈膝，當犢鼻下3寸，距脛骨前緣1橫指（中指）。

豐隆：在小腿前外側，外踝尖上8寸，條口外1寸，距脛骨前緣2橫指。

太谿：在踝後內側，內踝尖與跟腱之間的凹陷中。

腎俞：第2腰椎棘突下，旁開1.5寸。

三陰交：在小腿內側，當內踝尖上3寸，脛骨內側緣後方。

【操作方法】

肝陽上亢型用梅花針在肝俞、行間、太衝輕叩刺，皮膚發紅或微出血為度，再拔罐。陰虛火旺型先搓揉太衝穴處，消毒後用毫針或三棱針快速點刺，擠出5～10滴血，用棉球按壓止血，腎俞、肝俞、太谿用單純拔罐法。痰濁上擾在豐隆、足三里、中脘、內關處拔罐後留罐，陰陽兩虛在肝俞、腎俞、足三里、三陰交處拔罐後留罐10分鐘，每日或隔日1次，10次為1個療程。

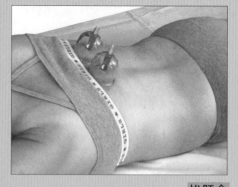

拔肝俞

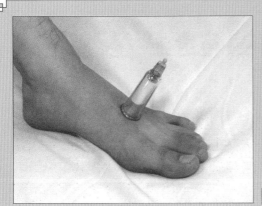

拔太衝

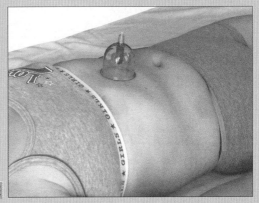

拔中脘

【生活注意】

1. 忌食辛辣有刺激性的食物，多食低鹽、低脂、蔬菜、水果等清淡食物，戒菸酒，調適情志，保持樂觀，加強戶外運動。

2. 保證充足的睡眠，注意勞逸結合，保持心情愉悅。

3. 眩暈、頭痛發作明顯時可令患者閉目，安臥（或坐位），做悠緩、細勻的呼吸動作，或以手指按壓印堂、太陽穴，使頭面部經氣舒暢，眩暈、頭痛症狀即可減輕。

中風後遺症

中風是指猝然昏仆、不省人事伴半身不遂、口眼喎斜、言語不利，或不經昏仆而以半身不遂為主症的一種疾病。中風後遺症是指中風（即腦血管意外）經治療後遺留下來的口眼喎斜，語言不利，半身不遂等症狀的總稱。臨床上引起中風的原因很多，常因本體先虛，心肝腎三臟陰陽失調，氣血逆亂，痰瘀阻滯，肢體失養所致。痰瘀為本病的主要病理因素，痰瘀阻滯脈絡而致肢體不能隨意運動，久則患肢枯瘦，麻木不仁。

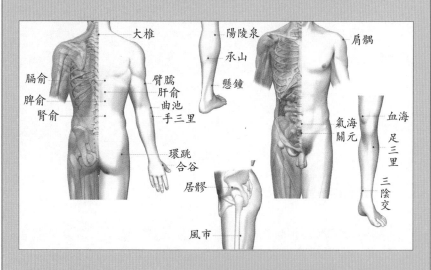

【取穴】

曲池：屈肘，肘橫紋外側端與肱骨上髁連線中點。

合谷：手背第1、2掌骨之間，當第2掌骨橈側緣的中點。

居髎：在髖部，當髂前上棘與股骨大轉子最凸點連線的中點處。

環跳：在股外側部，側臥屈股，當股骨大轉子最凸點與骶管裂孔連線的外 1/3 與中 1/3 交點處。

風市：在股外側，直立垂手，掌心貼於大腿時，中指尖所指凹陷中。

陽陵泉：在小腿外側，腓骨頭前下方凹陷中。

承山：在小腿後側，腓腸肌兩肌腹與跟腱交角處。

血海：屈膝，在大腿內側，髕底內側端上 2 寸，當股四頭肌內側頭的隆起處。

肩髃：在肩帶部，肩外展，肩峰前下方凹陷處。

臂臑：在臂部，曲池與肩髃的連線上，曲池上 7 寸，自然垂臂時，三角肌止點處。

手三里：在前臂背面橈側，當陽谿穴與曲池穴的連線上，肘橫紋下 2 寸。

大椎：背部，後正中線上，第 7 頸椎棘突下凹陷中。

膈俞：第 7 胸椎棘突下，旁開 1.5 寸。

肝俞：第 9 胸椎棘突下，旁開 1.5 寸。

脾俞：第 11 胸椎棘突下，旁開 1.5 寸。

腎俞：第 2 腰椎棘突下，旁開 1.5 寸。

氣海：在下腹部，前正中線上，當臍中下 1.5 寸。

關元：在下腹部，前正中線上，當臍中下 3 寸。

足三里：屈膝，當犢鼻下 3 寸，距脛骨前緣 1 橫指（中指）。

三陰交：在小腿內側，當內踝尖上 3 寸，脛骨內側緣後方。

懸鐘：在小腿外側，當外踝尖上 3 寸，腓骨前緣。

【操作方法】

實證採用單純拔罐法；虛證採用灸罐法。實證在肩髃、曲池、合谷、居髎、環跳、風市、陽陵泉、承山、血海處拔罐留罐；虛證先在大椎、膈俞、肝俞、脾俞、腎俞、氣海、關元、足三里各穴用艾條溫和灸5～10分鐘，以局部皮膚紅暈為度，然後各留罐10～15分鐘，每日1次，10次為1個療程。

【生活注意】

1. 臨床治療時，根據病患的具體情況，辨證施治。若屬氣虛血瘀或氣血不足者，應偏於氣血方面的調理。

2. 必要時配合西醫的一些治療方法，達到更好的效果。

3. 病程較長，可配服中藥提高療效。治療期間，加強功能鍛鍊。

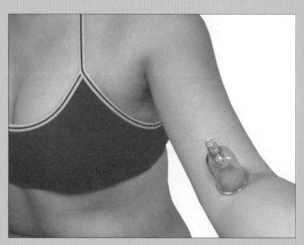

拔曲池

面神經麻痺

　　面神經麻痺，是以面部表情肌群運動功能障礙為主要特徵的一種常見病，又稱面神經炎、貝爾氏麻痺、亨特綜合徵。是一種常見病、多發病，且不受年齡和性別限制。患者面部往往連最基本的抬眉、閉眼、鼓腮等動作都無法完成。

　　臨床表現為病側額紋消失，眼裂變大，露睛流淚，鼻唇溝變淺，口角下垂歪向健側，不能皺眉、閉目、露齒、鼓頰。兼見面部有受涼史，舌淡苔薄白，為風寒證；繼發於感冒發熱，舌紅，苔黃膩，為風熱證。

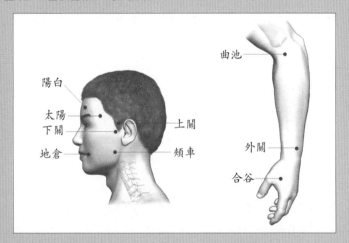

【取穴】

　　太陽：在頭部，眉梢與目外眥之間，向後約1橫指的凹陷處。

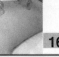

上關：在耳前，下關直上，當顴弓的上緣凹陷處。

下關：在面部，當顴弓與下頜切跡之間凹陷中，閉口取穴。

頰車：在面部，下頜角前上方一橫指（中指）。

地倉：在面部，口角旁開 0.4 寸。

外關：腕背橫紋上 2 寸，橈骨與尺骨之間凹陷中。

合谷：手背第 1、2 掌骨之間，當第 2 掌骨橈側緣的中點。

陽白：在前額部，當瞳孔直上，眉上 1 寸。

曲池：屈肘，肘橫紋外側端與肱骨上髁連線中點。

【操作方法】

風寒證可先用梅花針輕輕叩刺患側面部太陽、上關、下關、地倉、頰車處，閃罐 5～10 分鐘，再用艾條溫和灸 15 分鐘。另囑患者用熱毛巾濕敷患處，每次 15 分鐘，每日 2～3 次；風熱證可先用梅花針輕輕叩刺患側面部太陽、陽白、上關、下關、頰車處，然後在太陽、下關、曲池、頰車處拔罐，以局部較多血點冒出皮膚為度。留罐 5～10 分鐘，風寒證每日 1 次，3 次為 1 個療程；風熱證每日 1 次，5 次為 1 個療程。

【生活注意】

1. 局部避免受寒吹風，必要時可戴口罩、眼罩防護；因眼瞼閉合不全，灰塵容易侵入，每日滴眼藥水 2～3 次，以防感染。

2. 拔罐治療面癱時，無論是周圍神經性還是中樞神經性的，在取穴和治法上基本相同，但療效差異較大。周圍性面癱、急性面癱及病程短的面癱療效顯著，5～6 次即癒；中樞性及病程長的療效較差。

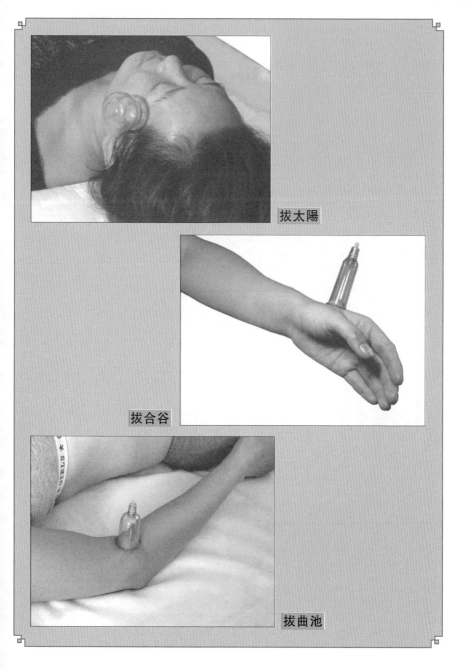

拔太陽

拔合谷

拔曲池

遺 精

遺精是指不因性生活而精液遺泄的病症，因夢而泄稱「夢遺」；無夢或清醒時精液自行流出為「滑精」。夢遺多因相火妄動，其證屬實；滑精多為腎虛，精關不固，其證屬虛。

青壯年偶有遺精，過後無其他症狀者，多屬精滿自溢現象，不需治療。

臨床表現為每週兩次以上或一日數次，在睡夢中發生遺泄，或在清醒時精自滑出。

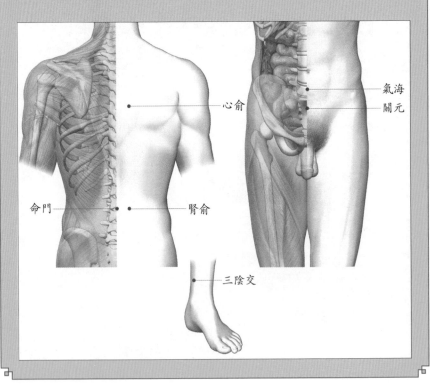

【取穴】

心俞：第5胸椎棘突下，旁開1.5寸。

腎俞：第2腰椎棘突下，旁開1.5寸。

三陰交：在小腿內側，當內踝尖上3寸，脛骨內側緣後方。

命門：在腰部，當後正中線上，第2腰椎棘突下凹陷中。

氣海：在下腹部，前正中線上，當臍中下1.5寸。

關元：在下腹部，前正中線上，當臍中下3寸。

【操作方法】

夢遺採用單純拔罐法；滑精採用灸罐法。夢遺在心俞、腎俞、三陰交處拔罐後留罐；滑精先在腎俞、命門、氣海、關元處吸拔火罐，留罐10分鐘，起罐後用艾條點燃溫灸各穴10分鐘，以皮膚有溫熱感為宜。每日1次，10次為1個療程。

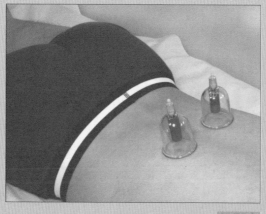

拔腎俞

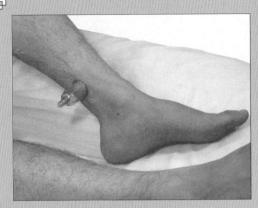

拔三陰交

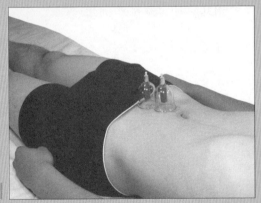

拔氣海、關元

【生活注意】

1. 調適情志，清心寡慾，陶冶情操，積極向上，惜精養身，節制房事，戒除手淫。

2. 日常起居要有規律，晚餐不宜過飽，食物宜清淡，忌辛辣刺激性食物，加強營養，適當鍛鍊。

3. 積極查治引發本病的其他疾病，由某些器質性疾病引起的遺精、滑精，應同時治療原發病。

慢性前列腺炎

　　前列腺炎是各種原因引起的前列腺組織的炎性疾病。慢性前列腺炎是男性泌尿和生殖系統常見病之一，多發於20～50歲的人群。

　　臨床表現為尿頻、尿急、尿痛，尿後白色分泌物滴出，會陰、腰骶、小腹及外生殖器刺痛及墜脹感，性功能障礙。

　　小便次數增多，餘瀝不盡，或小便渾濁，排尿延遲，或見尿道有澀熱感，口渴等症狀，為濕熱內蘊；小便次數增多，餘瀝不盡，或小便渾濁，小腹墜脹，尿意不暢，面色無華，神疲乏力等症狀，為脾腎虧虛。

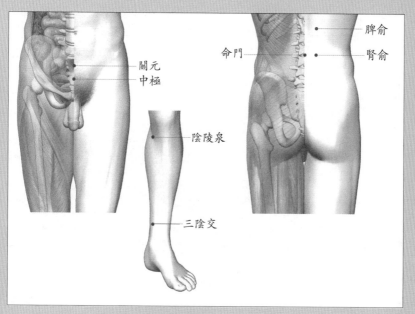

關元
中極
脾俞
命門
腎俞
陰陵泉
三陰交

【取穴】

腎俞：第2腰椎棘突下，旁開1.5寸。

中極：在下腹部，臍中下4寸，前正中線上。

陰陵泉：在小腿內側，脛骨內側髁後下方凹陷處。

三陰交：在小腿內側，當內踝尖上3寸，脛骨內側緣後方。

脾俞：第11胸椎棘突下，旁開1.5寸。

命門：在腰部，當後正中線上，第2腰椎棘突下凹陷中。

關元：在下腹部，臍中下3寸，前正中線上。

【操作方法】

　　濕熱內蘊採用針罐結合法；脾腎虧虛採用灸罐法。濕熱內蘊型在腎俞、中極、陰陵泉、三陰交用毫針針刺得氣後留針10分鐘，拔罐後留罐；脾腎虧虛型先用艾條點燃溫灸脾俞、腎俞、命門、關元各穴15分鐘，以皮膚有溫熱感及人體感覺舒適為宜，之後吸拔火罐。留罐10分鐘，每日1次，10次為1個療程。

【生活注意】

　　1.拔罐療法有實用價值。

　　2.注意個人衛生，防止尿路感染，調整飲食結構，忌食辛辣食物，節制房事，適當運動，增強體質。

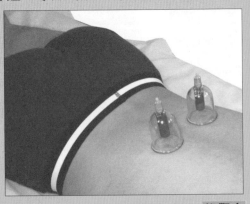

拔腎俞

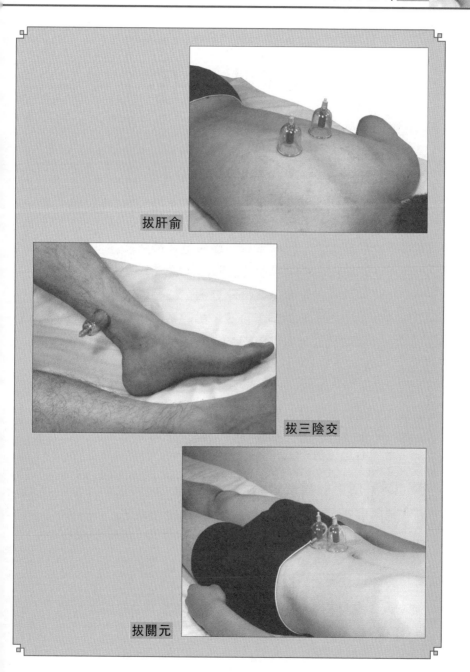

拔肝俞

拔三陰交

拔關元

更年期綜合徵

更年期是指婦女從生育期向老年期過渡的一段時期，是卵巢功能逐漸衰退的時期。在此期間，因性激素分泌量減少，出現以植物神經功能失調為主的症候群。

婦女至絕經前後，腎氣漸虧，陽失潛藏，或腎陽虛衰，經脈失於溫養等腎陰腎陽偏盛偏衰現象，導致臟腑功能失常。腎陰不足而肝陽上亢，腎陽虛弱，脾失健運而生痰濕，其中腎虛是致病之本，腎虛不能濡養和溫煦其他臟器，導致本病發生。

臨床表現為月經紊亂，性慾減退，陣發性潮熱，出汗，心悸，情緒不穩定。兼見頭暈耳鳴，失眠多夢，心煩易怒，五心煩熱，腰膝酸軟，皮膚感覺異常，口乾便結，尿少色黃，舌紅苔少，脈數者，為腎陰虛；面色晦暗，形寒肢冷，納差腹脹，大便溏薄，面浮腫脹，尿意頻數，甚或小便失禁，舌淡苔薄，脈沉細無力者，為腎陽虛；神疲倦怠，胸脘滿悶，納呆便溏，舌苔白膩者，為脾虛。

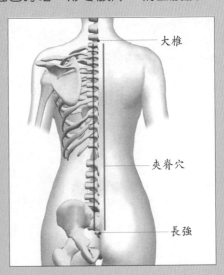

【取穴】

背部夾脊穴： 大椎至長強（骶尾端）中線兩側旁開各0.5寸。

【操作方法】

採用刺絡走罐法。先用梅花針叩刺至微出血為度（重症3遍，輕症2遍），然後依法用走罐法至皮膚紫紅為度。3日治療1次，5次為1個療程。

【生活注意】

1. 平素宜服滋陰潤燥之品，忌服辛苦酸辣之物，以免灼傷陰液，導致陰虛火旺，熱擾心神。

2. 生活要有規律，要注意科學養生，避免緊張和情緒過激，保證充足的睡眠時間，心情要開朗愉悅。

3. 本病在藥物治療過程中最好配合精神心理療法。

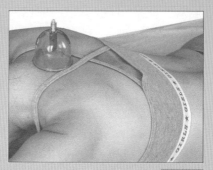

拔大椎

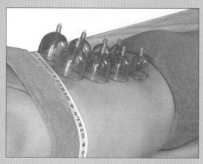

拔夾脊穴

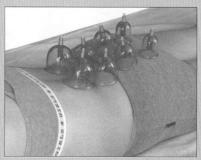

拔長強穴

糖尿病

　　糖尿病是一種機體內胰島素分泌相對或絕對不足，引起糖、脂肪及蛋白質代謝功能紊亂的內分泌代謝疾病。中醫稱消渴，主要表現為多飲、多尿、多食（三多）及體重減輕（一少）等。

　　主要病理變化為陰虛燥熱。先天稟賦不足，飲食不節，過食肥甘厚味，消灼津液，引發消渴；房事不節，腎中燥熱則為消渴。病變後期陰液極度耗損，導致陰竭陽亡，陰陽離決而見四肢厥冷，神志昏迷，脈微欲絕等危候。

　　以煩渴多飲、口乾舌燥為主，屬上消；以多食善饑、形體消瘦，屬中消；以尿頻、尿多為主，屬下消。

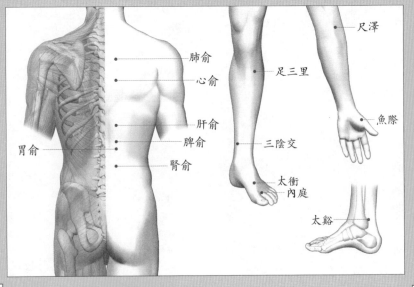

【取穴】

肺俞：第3胸椎棘突下，旁開 1.5寸（俯伏位）。

心俞：第5胸椎棘突下，旁開 1.5寸。

尺澤：在肘前側，肘橫紋上，肱二頭肌腱橈側緣凹陷中。

魚際：在手掌，第1掌骨橈側中點，赤白肉際處。

脾俞：第 11胸椎棘突下，旁開 1.5寸 。

胃俞：第 12胸椎棘突下，旁開 1.5寸。

足三里：屈膝，當犢鼻下3寸，距脛骨前緣1橫指（中指）。

三陰交：在小腿內側，當內踝尖上3寸，脛骨內側緣後方。

內庭：在足背，當第2、第3趾間，趾蹼緣後方赤白肉際處。

肝俞：第9胸椎棘突下，旁開 1.5寸。

腎俞：第2腰椎棘突下，旁開 1.5寸。

太谿：在踝後內側，內踝尖與跟腱之間的凹陷中。

太衝：在足背部，當第 1、2 蹠骨結合部前下方凹陷處。

【操作方法】

上消採用單純拔罐法或閃罐法；中消、下消採用刺絡拔罐法。上消取肺俞、心俞、尺澤、魚際拔罐後留罐10分鐘，或用閃罐法每穴閃拔至皮膚潮紅為止；中消內庭點刺出血，以微微出血為度，胃俞、足三里、三陰交採取單純拔罐法；下消太衝點刺出血，以微微出血為度，腎俞、肝俞、太谿採取單純拔罐法。留罐10分鐘，每日1次，10次為1個療程。

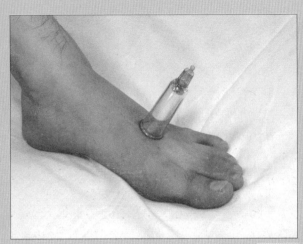

拔太衝

【生活注意】

1. 對病程長而病情較重患者應配合藥物治療。

2. 必須嚴格控制飲食。

3. 糖尿病患者抵抗力差，拔罐針器必須嚴格消毒，防止交叉感染；拔罐時注意儘量避免燙傷皮膚，以免引起皮膚感染。

4. 如發現患者有噁心、嘔吐、腹痛、呼吸困難、嗜睡，甚者昏迷、呼吸深大而快、呼氣中有酮味（爛蘋果味），甚至血壓下降、循環衰竭，是糖尿病引起酸中毒，病情危險，宜往醫院診治，行中西醫結合治療。

單純性肥胖徵

　　肥胖病是指機體內熱量的攝入大於消耗，造成體內脂肪堆積過多，導致體重超常，實測體重超過標準體重20％以上，稱為肥胖。本篇所論述肥胖病是指單純性肥胖，除外內分泌代謝病為病因者。

　　成人標準體重：〔身高（公分）－100〕×90％

　　體重指數（BMI）＝體重（公斤）÷身高^2（公分^2）

　　實際體重超過標準體重10％～19％為超重；超過20％為肥胖；20％～30％為輕度肥胖，30％～50％為中度肥胖，超過50％為重度肥胖。

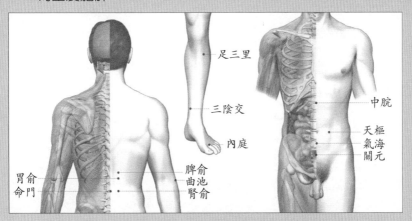

【取穴】

脾俞：第 11 胸椎棘突下，旁開 1.5 寸。

胃俞：第 12 胸椎棘突下，旁開 1.5 寸。

天樞：在上腹部，臍中旁開2寸。

曲池：屈肘，肘橫紋外側端與肱骨上髁連線中點。

內庭：在足背，當第2、第3趾間，趾蹼緣後方赤白肉際處。

三陰交：在小腿內側，當內踝尖上3寸，脛骨內側緣後方。

中脘：上腹部，前正中線上，臍中上4寸。

氣海：在下腹部，前正中線上，當臍中下1.5寸。

關元：在下腹部，前正中線上，當臍中下3寸。

腎俞：第2腰椎棘突下，旁開1.5寸。

足三里：屈膝，當犢鼻下3寸，距脛骨前緣1橫指(中指)。

命門：在腰部，當後正中線上，第2腰椎棘突下凹陷中。

太谿：在踝後內側，內踝尖與跟腱之間的凹陷中。

【操作方法】

單純拔罐法，上述穴位留罐10～15分鐘，隔日1次，10次為1個療程。

【生活注意】

1. 治療前應注意區別單純性肥胖和繼發性肥胖。單純性肥胖可用拔罐療法，繼發性肥胖進行病因治療。

2. 拔罐期間，配合腹部按摩效果更佳。

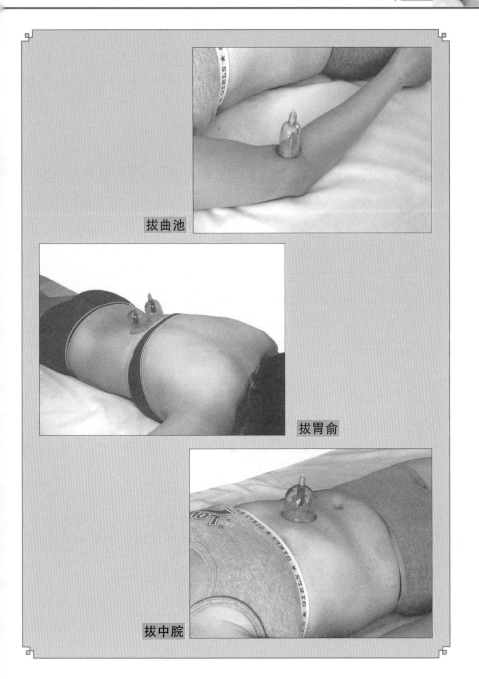

拔曲池

拔胃俞

拔中脘

濕疹

濕疹是由多種內外因素引起的一種常見多發的變態反應性炎症性皮膚病,好發於四肢屈側、手、肛門等處。常因接觸過敏源而引發,如化學粉塵、絲毛織物、油漆等,強烈日曬、風寒、潮濕等也會引發。常呈對稱分佈,可發生於任何年齡任何季節,常在冬季復發或加劇,慢性病程。

中醫認為本病因稟賦不耐,風、濕、熱阻於肌膚所致。飲食不節,過食辛辣動風之品或嗜酒,傷及脾胃,又外感風濕熱邪,浸淫肌膚發為本病;或素體虛弱,脾為濕困,肌膚失養或因濕熱蘊久,耗傷陰血,化燥生風而致血虛風燥,肌膚甲錯,發為本病。

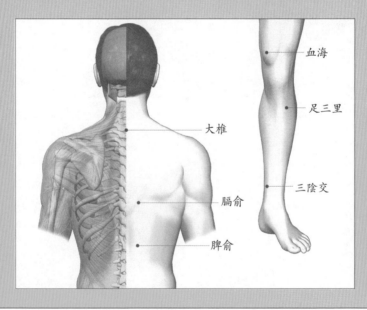

【取穴】

大椎：後正中線上，第7頸椎棘突下凹陷中。

脾俞：第11胸椎棘突下，旁開1.5寸。

膈俞：第7胸椎棘突下，旁開1.5寸。

血海：屈膝，在髕骨內上緣上2寸，當股四頭肌內側頭的隆起處。

足三里：小腿前外側，犢鼻下3寸，距脛骨前緣一橫指。

三陰交：在小腿內側，當內踝尖上3寸，脛骨內側緣後方。

【操作方法】

脾虛採用灸罐法，先用艾條點燃溫灸脾俞、足三里、三陰交15分鐘，以皮膚有溫熱感及感覺舒適為宜，之後吸拔火罐；血虛採用單純拔罐法，在大椎、膈俞、血海處拔罐治療；濕熱採用刺絡拔罐法，大椎、曲池用梅花針輕叩刺，以皮膚微微出血為度，之後拔罐，以有較多血點冒出皮膚為度，餘穴用單純拔罐法。留罐10分鐘，每日1次，3次為1個療程。

【生活注意】

1. 治療期間忌食魚、蝦、海鮮及辛辣有刺激性的食物，戒菸酒；皮損部位不可曝曬，也不宜用熱水燙洗和肥皂擦洗，儘量避免搔抓，若因搔破感染者，應配合藥物外治。

2. 遠離過敏源，如化學粉塵、油漆及有毒化學製劑等。

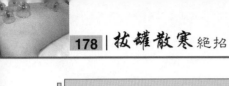

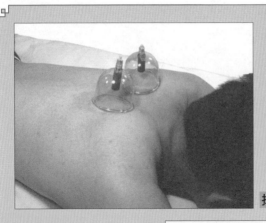

拔肺俞

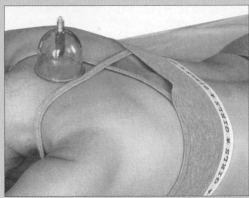

拔大椎

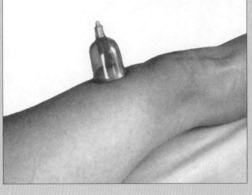

拔血海

痤 瘡

痤瘡是一種毛囊、皮脂腺的慢性炎症，因青春期性腺成熟、睾酮分泌增加、皮脂腺代謝旺盛、排泄增多，過多的皮脂堵塞毛囊口，經細菌感染而引發炎症所致，是青春期常見的皮脂腺疾病。本病也可由過食脂肪、消化不良等因素而引發，在青春期過後可自然痊癒。

中醫認為本病由於素體陽熱偏盛，加上青春期生機旺盛，營血日漸偏熱，蘊阻肌膚而發病；或因過食辛辣肥厚之品，使肺胃積熱，上壅於胸面。若病情日久不癒，氣血鬱滯，或肺胃積熱，致使皮疹日漸擴大，或局部出現結節，累累相連。

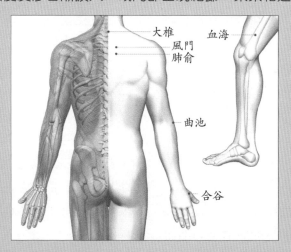

【取穴】

大椎：背部，後正中線上，第7頸椎棘突下凹陷中。

風門：在背部，當第2胸椎棘突下，旁開1.5寸。

肺俞：第3胸椎棘突下，旁開1.5寸（俯伏位）。

曲池：屈肘，肘橫紋外側端與肱骨上髁連線中點。

血海：屈膝，在髕骨內上緣上2寸，當股四頭肌內側頭的隆起處。

合谷：手背第1、2掌骨之間，當第2掌骨橈側緣的中點。

【操作方法】

肺經蘊熱型曲池、大椎用梅花針輕叩刺，以皮膚微微出血為度，之後在曲池穴上拔罐，以有較多血點冒出皮膚為度，餘穴用單純拔罐法；胃腸濕熱型曲池、內庭用梅花針輕叩刺，以皮膚微微出血為度，之後在曲池穴上拔罐，以有較多血點冒出皮膚為度，餘穴用單純拔罐法；痰濕凝結型膈俞、委中、太衝用梅花針輕叩刺，以皮膚微微出血為度，之後在膈俞、委中兩穴上拔罐，以有較多血點冒出皮膚為度，餘穴用單純拔罐法。

留罐10分鐘，每日1次，3次為1個療程。

【生活注意】

1. 患者必須堅持治療1～2個療程才能收到滿意效果。

2. 嚴禁用手擠壓皮疹，以免引起繼發感染，遺留瘢痕。

3. 治療期間禁用化妝品及外搽膏劑，宜用溫水硫黃肥皂洗面，以減少油脂附著面部而堵塞毛孔。

4. 多休息，避免過食脂肪、糖類食品，忌食辛辣刺激性食物，戒菸酒，多食新鮮蔬菜及水果，保持大便通暢。

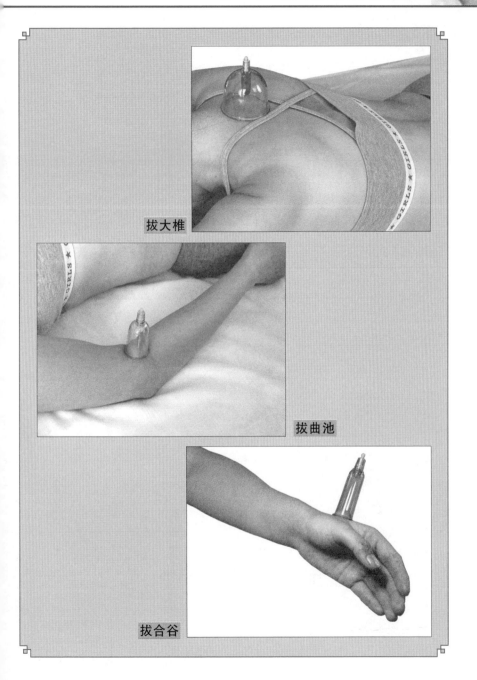

拔大椎

拔曲池

拔合谷

小兒腹瀉

　　小兒腹瀉又稱小兒腸炎，是由細菌、病毒或不明原因的感染所致的以腹瀉為主的胃腸道功能紊亂綜合徵，以夏秋季發病居多。

　　臨床表現為大便次數增多，糞質稀薄。夾有較多泡沫，伴有惡寒發熱，鼻塞流涕，口不渴，舌苔白，食指側（靠近大拇指方向）的皮膚可見血管紋色紅，為風寒型；大便如蛋花樣，或呈黃綠色糞便，惡臭，嘔吐，口渴，舌質紅苔黃，食指側（靠近大拇指方向）的皮膚可見血管紋色紫，為濕熱型；時泄時止，或泄於黎明之前（五更之時），便溏或便中夾有不消化食物，隱痛腹脹，神疲乏力，舌淡胖邊有齒痕，為脾腎虧虛型。

【取穴】

　　大椎：在後正中線上，第7頸椎棘突下凹陷中。

　　肺俞：第3胸椎棘突下，旁開1.5寸（俯伏位）。

　　中脘：上腹部，前正中線上，臍中上4寸。

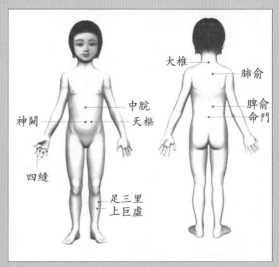

神闕：腹中部，臍中心。

天樞：在上腹部，臍中旁開2寸。

四縫：在第2、3、4、5指掌面，近端指關節橫紋中點。

上巨虛：在小腿前外側，當犢鼻下6寸，距脛骨前緣1橫指。

脾俞：第11胸椎棘突下，旁開1.5寸。

命門：在腰部，當後正中線上，第2腰椎棘突下凹陷中。

足三里：屈膝，當犢鼻下3寸，距脛骨前緣1橫指（中指）。

【操作方法】

外感風寒型在大椎、肺俞、中脘、天樞先單純拔罐留罐5～10分鐘，之後用艾條灸大椎、肺俞行溫和灸10～15分鐘，以局部皮膚紅暈為度；脾胃積熱採用四縫用三棱針點刺，擠出黃白色透明樣黏液或點刺出血，兩側交替操作，天樞、中脘、上巨虛採用單純拔罐法；脾腎虧虛型神闕用艾炷隔鹽灸，3～5壯，命門、脾俞採用單純拔罐法；脾胃傷食點刺中脘、下脘後吸拔諸穴5分鐘。外感風寒、脾胃積熱型每日1次，5次為1個療程；脾腎虧虛、脾胃傷食型每日1次，10次為1個療程。

【生活注意】

1.虛弱患兒注意施灸部位保暖，避風寒，預防感冒。

2.小兒氣血脆弱，屬熱證者施灸不可過久，否則反而對病情不利。

3.患兒腹瀉屬熱證者，需注意施灸手法，以瀉法為主。

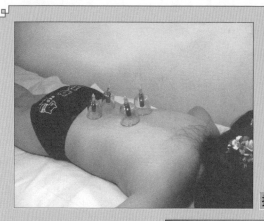

拔脾俞

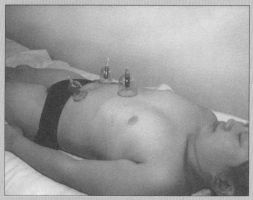

拔中脘、天樞

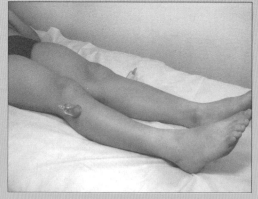

拔足三里

小兒遺尿

遺尿，俗稱「尿床」，是指3歲以上的小兒睡眠中小便自遺、醒後才知的一種病證。3歲以下的小兒大腦未發育完全，正常的排尿習慣尚未養成，尿床不屬病態，年長小兒因貪玩、過度疲勞、睡前多飲等偶然尿床者也不屬病態。

臨床表現為夜間沒有自主控制的排尿，輕者幾天1次，重者每夜1～2次或更多。兼見睡中遺尿，白天小便亦多，甚至難於控制，精神疲乏，肢冷畏寒，智力遲鈍，舌淡，脈沉細者，為腎陽不足；睡中遺尿，白天小便頻而量少，勞累後遺尿加重，氣短，食慾不振，舌淡苔白，脈細無力者，為肺脾氣虛；尿頻量少，色黃味臭，外陰瘙癢，面唇紅赤，苔黃者，為下部濕熱。

【取穴】

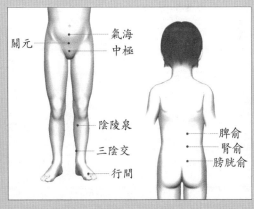

膀胱俞：骶部，當骶正中嵴旁開 1.5 寸，平第2骶後孔。

氣海：在下腹部，前正中線上，當臍中下 1.5 寸。

脾俞：第 11 胸椎棘突下，旁開 1.5 寸。

陰陵泉：在小腿內側，脛骨內側髁後下方凹陷中。

三陰交：在小腿內側，當內踝尖上3寸，脛骨內側緣後方。

行間：在足背部，當第1、第2趾間，趾蹼緣的後方赤白肉際處。

中極：在下腹部，前正中線上，當臍中下4寸。

腎俞：第2腰椎棘突下，旁開1.5寸。

關元：在下腹部，前正中線上，當臍中下3寸。

【操作方法】

肺脾虧虛採用灸罐法；其餘兩型採用單純拔罐法。肺脾虧虛型在氣海、關元、脾俞、三陰交先用單純拔罐後，在氣海、關元處用艾條行溫和灸15～20分鐘，以局部皮膚紅暈為度；下部濕熱在氣海、陰陵泉、三陰交、行間拔罐後留罐；腎陽不足在腎俞、中極、關元拔罐後留罐。

留罐5～10分鐘，每日1次，10次為1個療程。

【生活注意】

1. 實施灸法時應注意避風，保暖。

2. 培養患兒按時排尿的習慣，夜間定時叫醒患兒起床排尿。

3. 平時勿使孩子過度疲勞，注意適當加強營養，晚上臨睡前不宜過多喝水。

4. 要對患兒耐心教育，鼓勵其樹立自信心，切勿嘲笑和歧視，避免其產生恐懼、緊張和自卑心理。

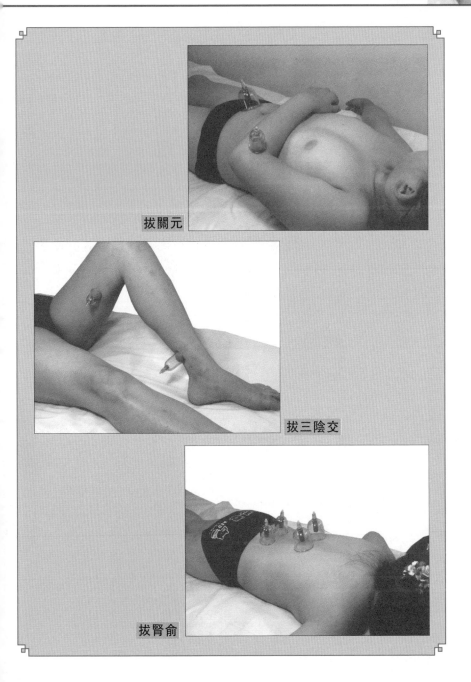

拔關元

拔三陰交

拔腎俞

小兒營養不良

　　小兒營養不良又稱小兒疳積，是一種慢性營養缺乏病，又稱蛋白質、熱量不足性營養不良。

　　中醫認為病因病機主要是由於飲食不節，餵養不宜，久病體弱，病後失調，或因蟲積等因素致使脾胃功能受損、津液耗傷，不能消磨水穀，久之積滯內生，遷延成為疳積。

　　臨床表現為形體消瘦明顯，腹脹甚則青筋暴露，面色萎黃，毛髮稀疏枯黃，煩躁易怒，揉眉擦眼、善食易饑，大便下蟲，或嗜食生米、泥土等異物。

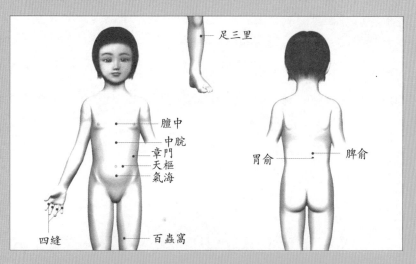

【取穴】

脾俞：第 11 胸椎棘突下，旁開 1.5 寸。

胃俞：第 12 胸椎棘突下，旁開 1.5 寸。

中脘：上腹部，前正中線上，臍中上 4 寸。

章門：在側腹部，當第 11 肋骨游離端的下際。

四縫：在第 2、3、4、5 指掌面，近端指關節橫紋中點。

足三里：屈膝，當犢鼻下 3 寸，距脛骨前緣 1 橫指（中指）。

膻中：胸部，前正中線上，兩乳頭連線的中點，平第 4 肋間隙。

天樞：在上腹部，臍中旁開 2 寸。

氣海：在下腹部，前正中線上，當臍中下 1.5 寸。

百蟲窩：屈膝，在大腿內側，髕底內側端上 3 寸，即血海上 1 寸。

【操作方法】

脾胃虧虛採用灸罐法，感染寄生蟲採用單純拔罐法。脾胃虧虛型先用艾條溫灸脾俞、胃俞、中脘、四縫、足三里 10 分鐘，以皮膚有溫熱感及人體感覺舒適為宜，之後吸拔火罐（除四縫外），四縫三棱針點刺，擠出黃白色透明樣黏液或點刺出血，兩側交替操作；感染寄生蟲用單純拔罐法在膻中、中脘、章門、天樞、氣海、百蟲窩拔罐。留罐 10 分鐘，每日 1 次，10 次為 1 個療程。

【生活注意】

1. 重點調理小兒飲食，多種營養成分合理調配，克服患兒挑食、偏食的不良習慣，要定質、定量、定時，逐漸增加輔食，並且要掌握先稀後乾、先素後葷、先少後多的原則，並注

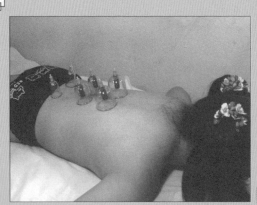

拔脾俞、胃俞

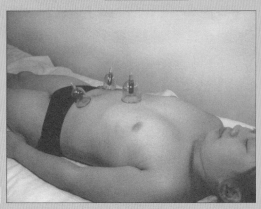

拔中脘、天樞

意飲食衛生，預防各種腸道傳染病和寄生蟲病的發生。

2. 儘可能給予母乳餵養，不要過早斷乳，斷乳後給予易消化而富有營養的食物。

3. 帶小兒多做戶外活動，以增加運動量，進而增加飯量，增強體質。

4. 凡因腸道寄生蟲病或結核病引起的小兒疳積，須及時治療原發病。

小兒厭食

　　小兒厭食症是指小兒除外其他急慢性疾病而出現的較長時期（最少10日以上）食慾不振或減退，見食不貪甚則拒食的一種常見病症。本病起病緩慢，一般1個月以上，以1～6歲小兒多見，以城市居多。

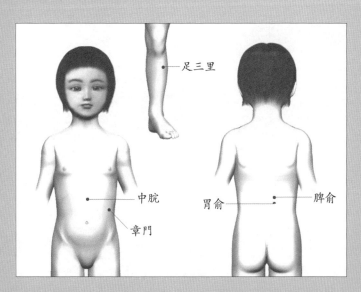

足三里

中脘

章門

胃俞　　脾俞

【取穴】

脾俞：第11胸椎棘突下，旁開1.5寸。

章門：在側腹部，當第11肋骨游離端的下際。

足三里：屈膝，當犢鼻下3寸，距脛骨前緣一橫指（中指）。

胃俞：第12胸椎棘突下，旁開1.5寸。

中脘：上腹部，前正中線上，臍上4寸。

【操作方法】

單純拔罐法，在上述穴位處直接拔罐，留罐5分鐘，每日1次，5次為1個療程。

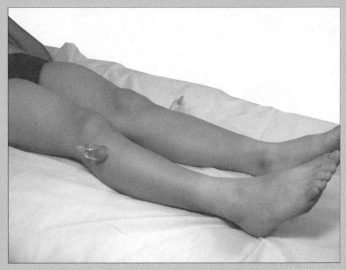

拔足三里

【生活注意】

1.配合針灸、中藥治療效果更佳。

2.少食肥甘厚膩及生冷食品，多食蔬菜、水果，保持大便通暢，糾正偏食，限制零食，以防影響食慾。

第五章

拔罐緩解疼痛

頭 痛

　　頭痛是患者自覺頭部疼痛的一類病症，既可單獨出現，亦可併發其他疾病，分外感頭痛、內傷頭痛。

　　外感頭痛：頭痛連及項背，發病較急，痛無休止，外感表證明顯。兼見惡風畏寒，口不渴，苔薄白，脈浮緊，為風寒頭痛；頭痛而脹，發熱，口渴欲飲，小便黃，苔黃，脈浮緊，為風熱頭痛。

　　內傷頭痛：頭痛發病較緩，多伴頭暈，痛勢綿綿，時止時休，遇勞或情志刺激而發作、加重。兼見脹痛目眩，心煩易怒，面赤口苦，舌紅苔黃，脈弦數，為肝陽上亢頭痛；頭痛兼頭暈耳鳴，腰膝酸軟，舌紅苔少，脈細無力，為腎虛頭痛；頭部空痛兼頭暈，面色不華，脈細弱，為血虛頭痛；頭痛昏蒙，脘腹痞滿，嘔吐痰涎，脈滑，為痰濁頭痛；遷延日久，或頭有外傷史，痛處固定不移，痛如錐刺，脈細澀，為瘀血頭痛。

【外感頭痛取穴】

　　大椎：背部，後正中線上，第7頸椎棘突下凹陷中。

　　風門：在背部，當第2胸椎棘突下，旁開1.5寸。

　　太陽：取正坐或側臥位，於眉梢與目外眥連線

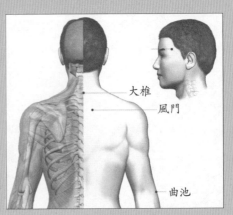

大椎

風門

曲池

向後約一橫指的凹陷中。

　　曲池：屈肘，肘橫紋外側端與肱骨上髁連線中點。

【外感頭痛操作方法】

　　風寒頭痛在風門、太陽、外關處拔罐，留罐10分鐘，起罐後用艾條溫灸風門、外關10分鐘；風熱頭痛在大椎、風門、太陽、曲池處拔罐後留罐。留罐10分鐘，每日1次，3次為1個療程。

【內傷頭痛取穴】

　　大椎：背部，後正中線上，第7頸椎棘突下凹陷中。

　　風池：在項部，當枕骨之下，與風府相平，胸鎖乳突肌與斜方肌上端之間的凹陷處。

　　太衝：足背側第1蹠骨間隙的後方凹陷處。

　　三陰交：在小腿內側，當內踝尖上3寸，脛骨內側緣後方。

　　足三里：屈膝，當犢鼻下3寸，距脛骨前緣1橫指（中指）。

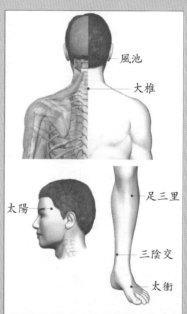

【內傷頭疼操作方法】

　　肝陽、痰濁、血瘀頭痛採用刺絡拔罐法，在大椎、風池、太衝處先用三棱針點刺，使之微出血，之後進行拔罐；血虛、

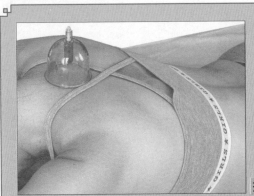

拔大椎

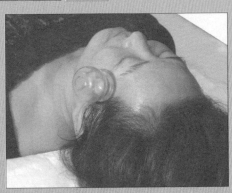

拔太陽

腎虛頭痛採用灸罐法，足三里、三陰交拔罐後加溫灸5～10分鐘。留罐10分鐘，每日1次，5次為1個療程。

【生活注意】

1. 若多次拔治無效或症狀加重，應考慮有其他病變因素，需到醫院查治。

2. 調節情志，防止精神緊張、焦慮和疲勞。飲食清淡，注意休息。

3. 拔罐對於血管神經性頭痛效果尤為顯著。

肩膀僵硬酸痛

　　漏肩風是以肩部長期固定疼痛，活動受限為主的疾病。由於風寒是本病的重要誘因，故常稱為「漏肩風」；本病多發於50歲左右，俗稱「五十肩」；由於患肩局部常畏寒怕冷，後期常出現肩關節的粘連，肩部呈現固結狀，活動明顯受限，故稱「肩凝症」、「凍結肩」等。

　　本病相當於西醫學的肩關節周圍炎。本病因體虛、勞損、風寒侵襲肩部，使經氣不利所致。肩部感受風寒，阻痹氣血；或勞作過度、外傷，損及筋脈，氣滯血瘀；或年老氣血不足，筋骨失養，皆可使肩部脈絡氣血不利，不通則痛。

　　肩部主要為手三陽所主，內外因素導致肩部經絡阻滯不通或失養，是本病的主要病機。

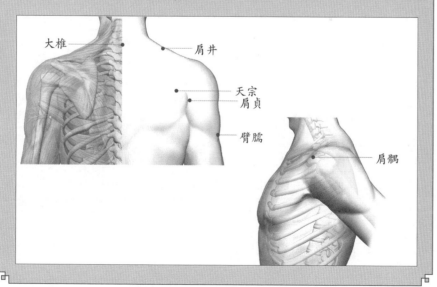

【取穴】

大椎：背部，後正中線上，第7頸椎棘突下凹陷中。

臂臑：在臂部，曲池與肩髃的連線上，曲池上7寸，自然垂臂時，三角肌止點處。

肩髃：在肩帶部，臂外展，肩峰前下方凹陷處。

肩井：在頸後部，第7頸椎棘突與肩峰最外側點連線的中點。

肩貞：在肩關節後下方，臂內收時，腋後紋頭上1寸。

天宗：在肩胛區，約當肩胛岡中點與肩胛骨下角連線上1/3與下2/3交點凹陷處。

【操作方法】

採用針罐結合法，取側伏坐位，屈肘關節於桌上，充分暴露肩部疼痛部位，選用1.5寸毫針，施以提插撚轉瀉法，得氣後留針20～30分鐘。

取針後用中號火罐在大椎、肩髃及循經取穴位處拔火罐，留罐10～15分鐘，每日1次，10次為1個療程。

【生活注意】

1. 同時配合推拿和針灸可縮短療程。

2. 注意肩背部的保暖，積極開展肩背部的功能鍛鍊。要注重關節的運動，可經常打太極拳，或在家裡進行雙臂懸吊，使用拉力器、啞鈴以及雙手擺動等運動，注意運動量，以免造成肩關節及其周圍軟組織的損傷。

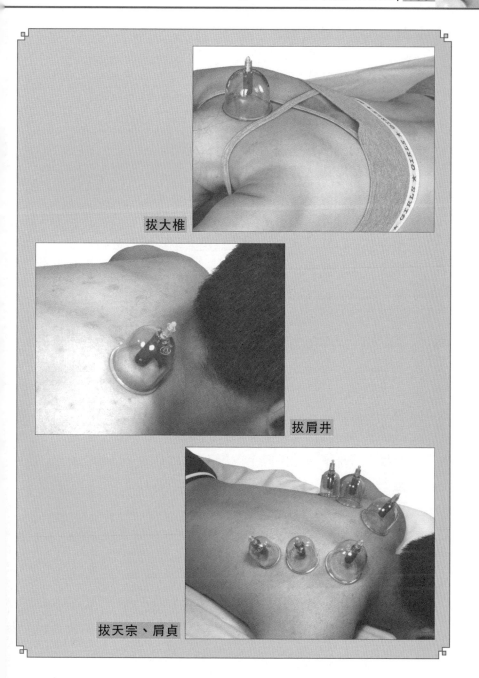

拔大椎

拔肩井

拔天宗、肩貞

腰 痛

　　腰痛，是指一側或雙側腰部疼痛，甚則痛連脊骨，可放射到腿部，伴有外感或內傷症狀。男女均有發生，女性居多。臨床應將「腰酸」與「腰痛」區別，前者指腰部酸楚不適感，病後及勞累後腰部酸軟不能支持。後者指痛苦難以忍受。

　　中醫認為腰痛病因主要與感受外邪、跌撲損傷和勞欲太過等因素有關。疼痛在腰脊兩側，為足太陽經證；腰眼（腎區）隱隱作痛，起病緩慢，或酸多痛少，乏力易倦，脈細者，為足少陰經證，即腎虛腰痛；疼痛在腰脊中部，為督脈病證；兼見腰部受寒，值天氣變化或陰雨風冷時加重，腰部冷痛重著、酸麻，或拘攣不可俯仰者，為寒濕腰痛；腰部勞傷史，勞累、晨起、久坐加重，腰部兩側肌肉觸之有僵硬感，痛處固定不移者，為瘀血腰痛。

【取穴】

大椎：背部，後正中線上，第7頸椎棘突下凹陷中。

風門：在背部，當第2胸椎棘突下，旁開1.5寸。

腎俞：第2腰椎棘突下，旁開1.5寸。

大腸俞：在腰部，當第4腰椎棘突下，旁開1.5寸

腰陽關：在腰部，當後正中線上，第4腰椎棘突下凹陷中。

膈俞：第7胸椎棘突下，旁開1.5寸。

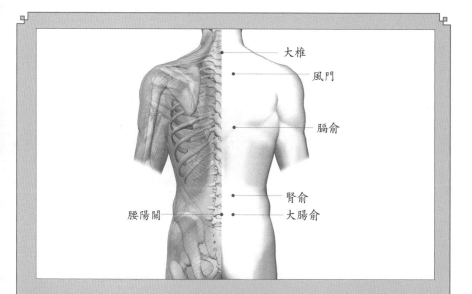

【操作方法】

　　風寒腰痛採用灸罐法；腎虛腰痛採用單純拔罐法；血瘀腰痛採用刺絡拔罐法。風寒腰痛在大椎、風門、腎俞先用單純拔罐法，留罐10分鐘，起罐後隔薑片溫灸10分鐘，以皮膚有溫熱感為度；腎虛腰痛在腎俞、大腸俞、腰陽關處拔罐後留罐；血瘀腰痛先用梅花針點刺腎俞、大腸俞、膈俞，以微出血為度，起針後拔罐。留罐10分鐘，每日1次，10次為1個療程。

【生活注意】

　　1. 靜養休息，不做劇烈運動和繁重勞動，糾正不良的立姿和坐姿，節制房事，適當做腰背肌肉功能鍛鍊，注意腰腿部的防寒保暖。

　　2. 腎小球腎炎、腎盂腎炎引起的腰痛忌用或慎用拔罐療法。

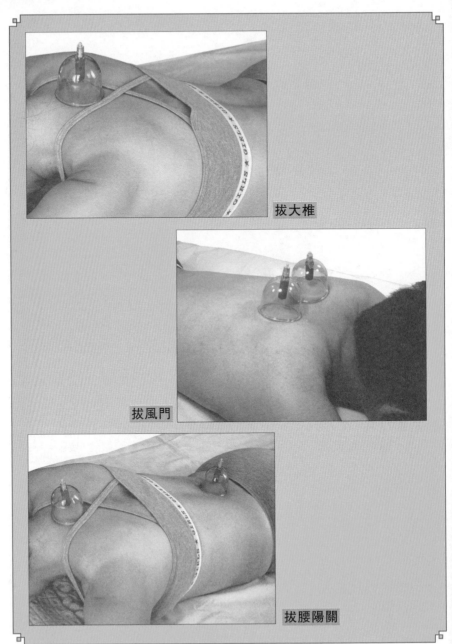

拔大椎

拔風門

拔腰陽關

頸椎病

　　頸椎病是指頸椎間盤退行性變及頸椎骨質增生，刺激或壓迫鄰近神經根、脊髓、血管及交感神經，產生頸肩、上肢一系列表現的疾病。

　　由於頸椎體積最小，強度最差，活動度大，活動頻率高，單位面積承重大，隨著年齡的增長及急慢性勞損的不斷累積，導致頸椎間盤髓核退變、脫水、破裂等，造成椎體不穩、骨膜受到牽拉和擠壓，產生局部微血管破裂出血與血腫。當突出的椎間盤刺激或壓迫鄰近的脊神經根、椎動脈或脊髓，使其產生損傷、無菌性炎症等，就出現了頸椎病的臨床症狀。

【取穴】

　　大椎：背部，後正中線上，第7頸椎棘突下凹陷中。

　　肩井：在頸後部，第7頸椎棘突與肩峰最外側點連線的中點。

　　大杼：在背部，第1胸椎棘突下緣，後正中線旁開1.5寸。

　　曲池：屈肘，肘橫紋外側端與肱骨上髁連

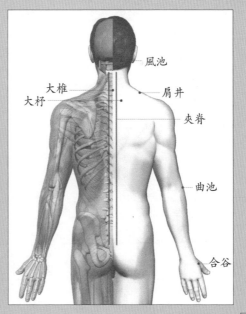

風池

大椎

肩井

大杼

夾脊

曲池

合谷

線中點。

合谷：手背第1、2掌骨之間，當第2掌骨橈側緣的中點。

夾脊穴：大椎至長強（骶尾端）中線兩側旁開各0.5寸。

風池：項部，枕骨之下，胸鎖乳突肌與斜方肌上端之間的凹陷處。

【操作方法】

寒濕阻絡採用叩刺、走罐、艾灸法，先用梅花針輕叩大椎、大杼、合谷，以微出血為度，血止後走罐，走罐前在罐口和走罐部位均勻塗抹上紅花油，走至皮膚潮紅為止，起罐後再用艾條溫灸10分鐘；血瘀阻絡採用刺絡拔罐法，先用梅花針在大杼、肩井、曲池、大椎叩刺3～5遍，以皮膚發紅、有少量出血點為度，叩刺後拔罐以拔出瘀血為宜；肝腎不足型在風池、夾脊穴處拔罐後留罐。

留罐10分鐘，每日1次，10次為1個療程。

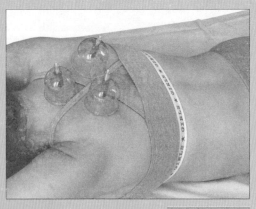

拔大椎、大杼

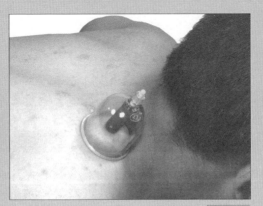

拔肩井

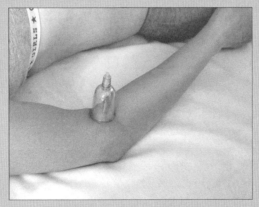

拔曲池

【生活注意】

1. 減少低頭伏案工作時間，常抬頭做頸肩部活動。
2. 睡覺時枕頭的高度要適合，注意肩頸部的保暖。
3. 拔罐治療時要配合推拿，加強肩頸部的功能鍛鍊。

落枕

落枕是指晨起急性單純性頸項強痛，活動受限的一種病症，頭向患側傾斜，項背牽拉痛，甚則向同側肩部和上臂放射，頸項部壓痛明顯。係頸部傷筋，是一種常見病，好發於青壯年，以冬春季多見。

輕者4～5日自癒，重者可延至數週不癒；若頻繁發作，常是頸椎病的反應。睡眠姿勢不正，或枕頭高低不適，或因負重頸部過度扭轉，使頸部脈絡受損；或風寒侵襲頸背部，寒性收引，使筋絡拘急；頸部筋脈失和，氣血運行不暢，不通而痛。本病屬手三陽和足少陽經筋證；兼見惡風畏寒者，為風寒襲絡；頸部扭傷者，為氣血瘀滯。

【取穴】

風池：項部，枕骨之下，與風府相平，胸鎖乳突肌與斜方肌上端之間的凹陷處。

大椎：背部，後正中線上，第7頸椎棘突下凹陷中。

外關：前臂背側，當陽池與肘尖的連線

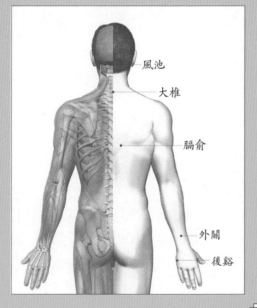

風池
大椎
膈俞
外關
後谿

上，腕背橫紋上2寸，尺、橈骨之間，與內關相對。

後谿：在小指外側（尺側）第5掌指關節後橫紋上方的赤白肉際凹陷中。

膈俞：第7胸椎棘突下，旁開1.5寸。

【操作方法】

風寒阻絡採用走罐、留罐法，走罐前在局部均勻塗抹紅花油，走罐以皮膚紅暈為度，之後再在風池、大椎穴位上留罐；氣滯血瘀採用刺絡、走罐法，先用梅花針沿頸背部輕叩疼痛部位，以皮膚發紅或微微出血為度，血止後走罐，走罐前在罐口和走罐部位均勻塗抹紅花油，至皮膚潮紅為止。每日1次，3次為1個療程。

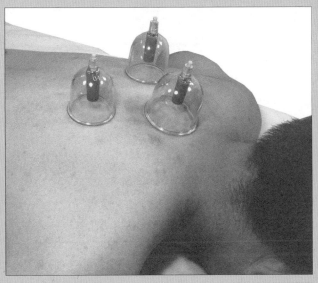

拔大椎、風門

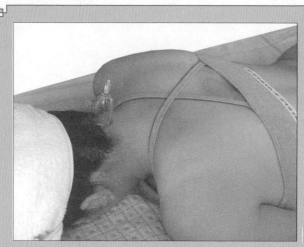

拔風池

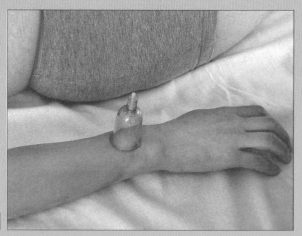

拔外關

【生活注意】

1. 勞逸結合，定時睡眠，枕頭的高低軟硬要適宜，並注意肩頸部的保暖。

2. 拔罐治療落枕效果顯著，配合按摩可立竿見影。

肋間神經痛

肋間神經痛是胸神經根或肋間神經受損傷而產生的胸部肋間或腹部帶狀區疼痛的症候群。多與病毒感染，毒素刺激，機械損傷及異物壓迫等有關，是老年人常見的胸痛原因之一。

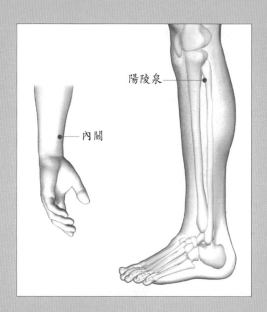

【取穴】

內關：在前臂前區，腕掌側遠端橫紋上2寸。掌長肌腱與橈側腕屈肌腱之間。

陽陵泉：小腿外側，腓骨頭前下方凹陷中。

阿是穴：疼痛點。

【操作方法】

採用針罐結合法，先取配穴進行針刺，以撚轉進針法刺內關，待有感應後用提插法加大刺激量，使針感向上臂放射。患者行深呼吸，深刺陽陵泉，直透至陰陵泉。待有感應後，用撚轉法加大刺激量，使針感上通下達。留針15～20分鐘，每隔5分鐘行針1次。然後於阿是穴，即疼痛最明顯處，常規消毒後，取皮膚針，由輕而重進行叩刺，叩刺至皮膚發紅，以閃火法或投火法吸附其上，或用真空拔罐器吸拔。留罐10～15分鐘，隔日治療1次，6次為1個療程，療程間隔3～5日。

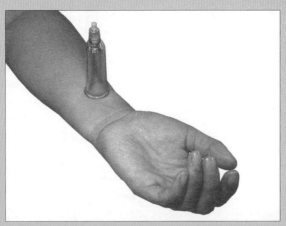

拔內關

【生活注意】

胸椎部位的疾病要及時治療，以免繼發肋間神經痛。坐位工作者要注意姿勢，避免勞累。

生理痛

　　生理痛是指經期前後或行經期間，出現下腹部痙攣性疼痛，並有全身不適，嚴重影響日常生活，以青年婦女為多見。

　　中醫認為本病多由情志不調，肝氣鬱結，血行受阻；經期受寒飲冷，冒雨涉水，寒濕之邪客於胞宮，氣血運行不暢所致；脾胃素虛，或大病久病，氣血虛弱；或稟賦素虛，肝腎不足，精血虧虛，行經之後精血更虛，胞脈失養而引起痛經。

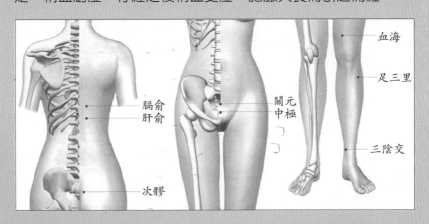

【取穴】

膈俞：第7胸椎棘突下，旁開1.5寸。

肝俞：第9胸椎棘突下，旁開1.5寸。

次髎：在骶部，當髂後上棘內下方，適對第2骶後孔處。

中極：在下腹部，臍中下4寸，前正中線上。

血海：屈膝，在髕骨內上緣上2寸，當股四頭肌內側頭的

隆起處。

足三里：小腿前外側，犢鼻下3寸，距脛骨前緣一橫指。

三陰交：在小腿內側，當內踝尖上3寸，脛骨內側緣後方。

關元：前正中線上，臍中下3寸。

【操作方法】

氣滯血瘀採用刺絡拔罐法，膈俞、肝俞用梅花針叩刺出血，以皮膚微微出血為度，之後拔罐，以局部有少量血點冒出皮膚為度，次髎、中極、血海穴用單純拔罐法；其餘各型採用灸罐法，先用艾條點燃溫灸足三里、三陰交、關元15分鐘，以皮膚有溫熱感及人體感覺舒適為宜，之後吸拔火罐。

留罐10分鐘，每日1次，10次為1個療程。

【生活注意】

拔罐治療痛經效果較好，但療程較長，一般要連續治療2～3個月經週期，患者要有信心配合治療。

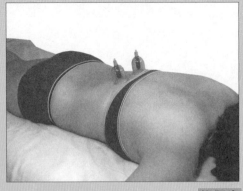

拔肝俞

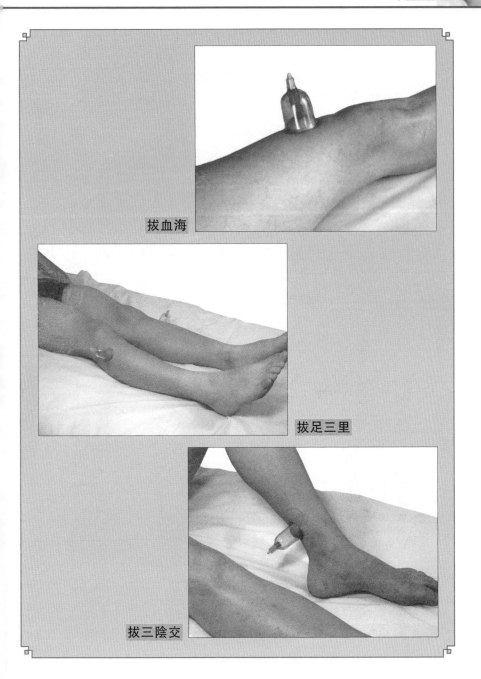

拔血海

拔足三里

拔三陰交

足跟痛

足跟痛是由於急慢性損傷引起足跟著力部位以疼痛為主的病症。本病多見於老年人。

中醫認為足跟痛的病因病機為年老體虛，腎陰陽俱虧，不能溫煦和滋養足少陰腎經循行路線的筋骨，跟骨失養，而發生疼痛；或因風、寒、濕邪侵襲，致氣滯血瘀，經絡受阻而疼痛。西醫認為足跟痛與跟骨結節退變鈣化、骨刺形成導致的纖維脂肪墊炎、跟下滑囊炎有關。

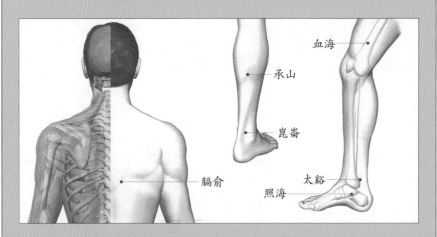

【取穴】

膈俞：第7胸椎棘突下，旁開1.5寸。

血海：屈膝，在髕骨內上緣上2寸，當股四頭肌內側頭的隆起處。

承山：在小腿後側，腓腸肌兩肌腹與跟腱交角處。

崑崙：在足部外踝後方，當外踝尖與跟腱之間凹陷處。

太谿：在踝後內側，內踝尖與跟腱之間的凹陷中。

照海：足內側。內踝尖下方凹陷處。

【操作方法】

氣滯血瘀採用刺絡拔罐法，用梅花針在扭傷部位的腫痛處、瘀血處及膈俞、血海、承山輕叩淺刺至出血後拔罐；肝腎虧虛採用針罐結合法，崑崙、太谿、照海先用毫針針刺，得氣後留針10分鐘，出針後拔罐。

留罐10分鐘，每日1次，5次為1個療程。

【生活注意】

急性足跟痛應臥床休息，緩解後也應減少行走、站立和負重，宜穿軟底鞋，每天睡前用熱水泡腳30分鐘。

膝關節疼痛

原發性退行性膝關節炎是生理上的退行性改變和慢性積累性關節磨損的結果，以膝部關節軟骨變性、磨損、變形、骨質增生為主要病理表現。臨床以中老年發病較普遍，尤以50～60歲最多見，女性較多。

中醫認為本病主要有素體虛弱，衛外不固，久居嚴寒之地或野外露宿，睡臥當風，或居處潮濕，水中作業等，以致風寒濕熱之邪深入筋骨血脈而致病。痺症日久，痰瘀互結而致關節腫脹畸形。

表現為膝關節疼痛，活動受限。兼有遇冷加重，得熱則緩，日輕夜重，痛處不紅不腫，舌淡苔白等，為風寒濕痺；紅腫拘急，發熱，心煩，舌紅苔黃等，為風濕熱痺；膝關節腫大變形，日久不癒，肌肉瘦削僵硬，舌暗有瘀斑等，為痰瘀痺阻。

【取穴】

血海：屈膝，在髕骨內上緣上2寸，當股四頭肌內側頭的隆起處。

足三里：小腿前外側，犢鼻下3寸，距脛骨前緣一橫指。

膝眼：屈膝，在髕韌帶內側凹陷處。

陰陵泉：在小腿內側，脛骨內側髁下緣與脛骨內側緣之間的凹陷中。

三陰交：在小腿內側，當內踝尖上3寸，脛骨內側緣後

方。

陽陵泉：在小腿外側，腓骨頭前下方凹陷中。

【操作方法】

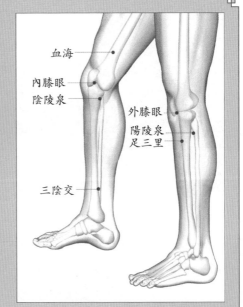

採用針灸結合拔罐法，膝眼用左手拇指切壓進針，可刺入關節腔，用瀉法強刺激，除血海外餘針柄上加用艾條行溫針灸，留針至艾條燃盡為止。

取針後，在膝關節周圍用閃火法拔罐5分鐘，最後取適當位置（穴位或痛點）留罐10分鐘，溫針灸每日1次，拔火罐隔日1次，12次為1個療程。

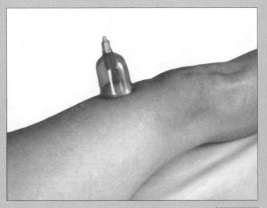

拔血海

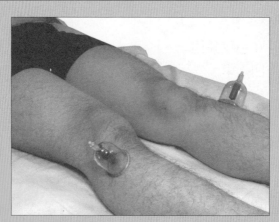

拔足三里

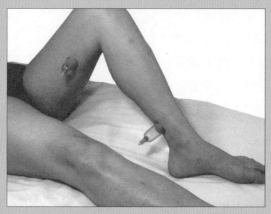

拔三陰交

【生活注意】

1. 拔罐止痛效果迅速，但原發病應堅持拔罐配合其他藥物治療。

2. 在治療期間要注意防寒保暖，並適當運動。

麥粒腫

　　麥粒腫是指眼皮脂腺受感染而引起的一種急性化膿性炎症，可分為內、外麥粒腫。凡睫毛所屬皮脂腺的化膿性炎症為外麥粒腫，而瞼板腺的化膿性炎症為內麥粒腫。多發於青年人，易復發，嚴重時可遺留眼瞼疤痕。本病可歸屬於中醫學的「針眼」。

　　中醫認為麥粒腫多因風邪外襲，客於胞瞼化熱，風熱煎灼津液變成瘡癤，或過食辛辣肥厚以致脾胃蘊積濕熱，使氣血凝滯，停聚於胞瞼皮膚經絡之間而成。餘邪未消，熱毒蘊伏，或體質虛弱，屈光不正可致本病反覆發作。

　　表現為瞼緣局限性紅腫硬結，疼痛和觸痛，繼則紅腫漸形擴大，數日後出現黃色膿點，破潰後膿自流出。兼見局部微腫癢痛，頭痛發熱，全身不舒，苔薄白，脈浮數，為外感風熱；局部紅腫灼痛，口渴口臭，便秘，苔黃，脈數，為脾胃蘊熱。

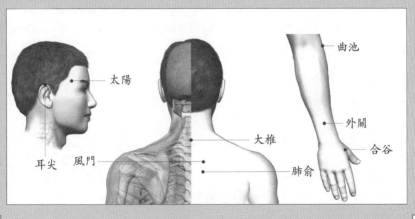

【取穴】

太陽：取正坐或側臥位，於眉梢與目外眥連線的中點後方1寸處。

風門：在背部，當第2胸椎棘突下，旁開1.5寸。

肺俞：第3胸椎棘突下，旁開1.5寸（俯伏位）。

外關：在前臂後側，腕背側橫紋上2寸，尺骨與橈骨間隙中點。

合谷：手背第1、2掌骨之間，當第2掌骨橈側緣的中點。

大椎：後正中線上，第7頸椎棘突下凹陷中。

曲池：屈肘，肘橫紋外側端與肱骨上髁連線中點。

耳尖：耳部最高處。

【操作方法】

風熱外襲型太陽用三棱針點刺出血即可，風門、肺俞用梅花針輕叩刺，以皮膚微微出血為度，之後拔罐，以有較多血點冒出皮膚為度，外關、合谷用單純拔罐法；熱毒上攻型太陽、耳尖用三棱針點刺出血，出血量以2～3毫升為宜，大椎、曲池用梅花針輕叩刺，以皮膚微微出血為度，之後拔罐，以有較多血點冒出皮膚為度。

留罐10分鐘，每日1次，3次為1個療程。

【生活注意】

1. 本病早期診斷，早期治療，效果較好；患處切勿用手擠弄，防止炎症擴散引發其他部位的疾病。

　　2. 治療期間注意飲食調節，食物宜清淡，忌食辛辣有刺激性的食物，戒菸酒，多休息。

　　3. 平素應注意眼部衛生，增強體質，防止發病。

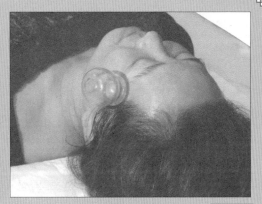

拔太陽

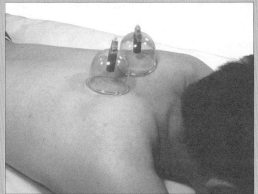

拔肺俞

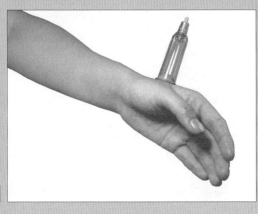

拔合谷

踝關節扭傷

　　踝關節扭傷是踝關節韌帶損傷或斷裂的一種病症，為骨傷科常見多發病，可發生於任何年齡，學齡期青少年活動量較大，發病較多。主要是踝關節過度內翻或外翻，或突然蹠屈，造成踝關節周圍軟組織扭傷，臨床以內翻損傷最為常見。

　　本病多因行走、跑跳、蹬踢等運動姿勢不當或遇地面障礙閃讓不及所造成，使踝部的經脈受損，氣血運行不暢，經絡不通，氣滯血瘀而致。

　　急性損傷會立即出現疼痛、腫脹、活動受限、行走困難等症狀；日久勞損或外傷後遺症也可經常引發疼痛。

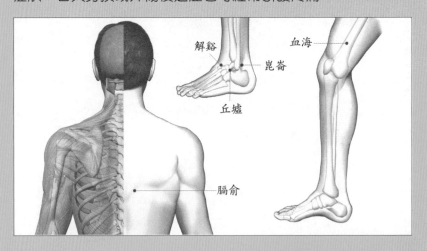

【取穴】

膈俞：第7胸椎棘突下，旁開1.5寸。

血海：屈膝，在髕骨內上緣上2寸，當股四頭肌內側頭的隆起處。

崑崙：在足部外踝後方，當外踝尖與跟腱之間凹陷處。

解谿：在足背小腿交界處橫紋中央凹陷中，當拇長伸肌腱與趾長伸肌腱之間。

丘墟：在足外踝前下方，當趾長伸肌腱的外側凹陷處。

【操作方法】

氣滯血瘀採用刺絡拔罐法用三棱針在扭傷部位的腫痛處、瘀血處及膈俞、血海處淺刺出血，擠出血數滴後拔罐；寒濕阻滯採用灸罐法，在踝關節疼痛部位及崑崙、解谿、丘墟用艾條溫和灸20分鐘，以皮膚潮紅、人體感覺舒適為度。

留罐10分鐘，每日1次，5次為1個療程。

【生活注意】

1. 踝關節急性扭傷，在24小時內採取冷敷法進行止血，以防止瘀血和腫脹加重；24小時後採取熱敷法進行活血化瘀，促進消腫，臥床休息時適當抬高患肢。

2. 扭傷後24小時內禁止拔罐，24小時後進行刺絡拔罐法治療，治療期間要靜養少動，並注意患肢的保暖。

國家圖書館出版品預行編目資料

拔罐散寒絕招 ／ 王穎　劉玉麗　荊秦　主編
　　——初版，——臺北市，品冠文化，2017〔民105.08〕
　　面；21公分 ——（休閒保健叢書；41）
　　ISBN　978－986－5734－66－4（平裝；附影音光碟）
1. 拔罐
413.916　　　　　　　　　　　　　　　　106009468

拔罐散寒絕招 附 VCD

主　　編／王　穎　劉玉麗　荊秦

責任編輯／壽亞荷

發 行 人／蔡孟甫

出 版 者／品冠文化出版社

社　　址／台北市北投區（石牌）致遠一路2段12巷1號

電　　話／（02）28233123・28236031・28236033

傳　　眞／（02）28272069

郵政劃撥／19346241

網　　址／www.dah-jaan.com.tw

E－mail ／ service@dah-jaan.com.tw

承 印 者／傳興彩色印刷有限公司

裝　　訂／眾友企業公司

排 版 者／弘益電腦排版有限公司

授 權 者／遼寧科學技術出版社

初版1刷／2017年（民106）8月

定　價／330元

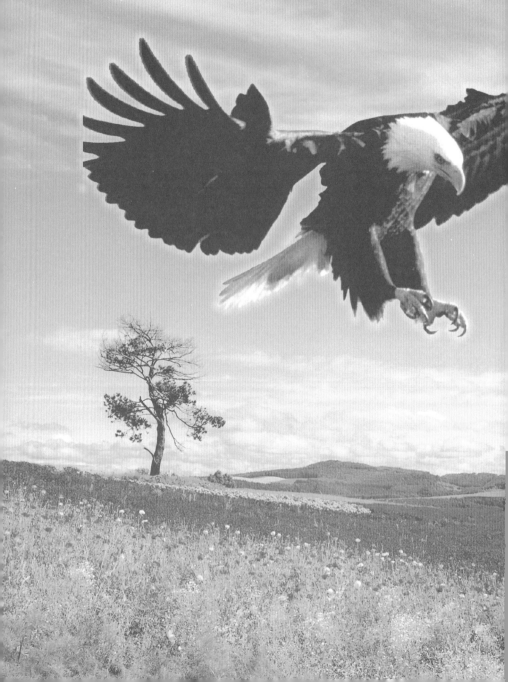

大展好書　好書大展
品嘗好書　冠群可期